EAU SULFUREUSE

D'ALLEVARD

Paris.—Typ. A. PARENT, rue Monsieur-le-Prince, 31.

EAU SULFUREUSE
D'ALLEVARD

SON EMPLOI DANS LES MALADIES

DE L'APPAREIL RESPIRATOIRE, DE LA PEAU, ETC.

PAR

LE Dr J. LAURE

Médecin en chef de la marine en retraite,
Officier de la Légion d'honneur,
Médecin consultant aux Eaux d'Allevard.

QUATRIÈME ÉDITION

PARIS
LIBRAIRIE GEORGES MASSON
PLACE DE L'ÉCOLE-DE-MÉDECINE

1872

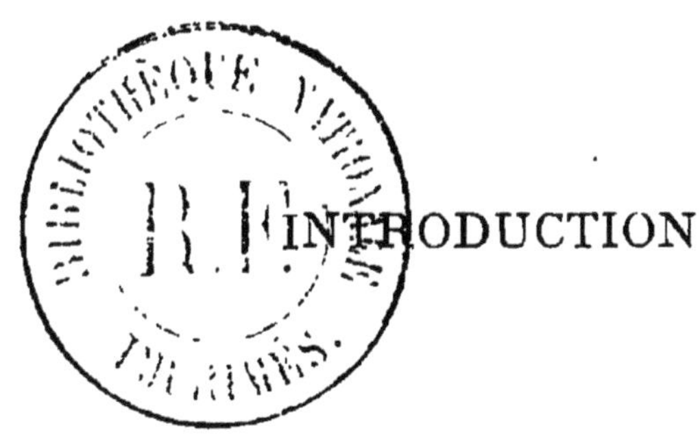

INTRODUCTION

Deux malades échangeaient leurs impressions dans ma salle d'attente : l'une, qui éprouvait le bénéfice de la cure, est forcée d'y renoncer parce que son médecin trouve l'eau d'Allevard beaucoup trop énergique; « le mien, dit la seconde, me certifie qu'elle est fort anodine. »

La source était condamnée pour sa faiblesse et pour sa force.

Tel est le jugement que l'on porte sur les eaux et les climats ; ils ont acquis une importance légitime et deviennent si nombreux que les maîtres eux-mêmes hésitent dans leur choix ; on connaît bien les eaux qu'on a visitées, les autres sont classées par leur étiquette ou leur ancienneté, par le renom du médecin qui les dirige ou fait valoir ; c'est souvent une question de camaraderie, et l'habitude a consacré des errements qui ont force de loi.

L'intérêt du malade exigerait quelque chose de plus, mais il n'est point facile de s'orienter au milieu de monographies qui se ressemblent, parce que les eaux de même genre ont des analogies, et qu'on attribue à chaque source les vertus collectives des eaux.

D'autre part, l'immobilité caractérise de bons esprits

qui n'aiment pas les nouveautés ; avoir fait une chose est pour eux un motif de la faire toujours ; il semble que la science doit finir aux travaux contemporains. Cela rappelle un célèbre praticien qui mourut en 1856; le catalogue de ses livres s'arrêtait à 1812.

3° Par un abus de mot, peu médical, on appelle souvent fortes ou grandes les eaux thermales et celles qui sont fréquentées par le monde élégant.

La préférence est basée quelquefois sur un principe contesté.

On croit généralement que l'eau Bonne est plus sulfurée que celle d'Allevard, et, sur cette présomption, les malades sont envoyés aux Alpes ou aux Pyrénées.

Des confrères mal renseignés admettent qu'à 800 mètres, le climat de Bonne est aussi doux que celui d'Allevard à 475 ! Ne sait on pas que le refroidissement est relatif à la hauteur dans la proportion d'un degré pour 150 mètres ? C'est pourquoi l'établissement de Bonne s'ouvre plus tard et ferme plus tôt que celui d'Allevard.

4° On lit dans un prospectus que l'eau d'Enghien est la plus sulfurée de France ! La presse libre imprime ce qu'on veut, mais comment se reconnaître, où sera le respect du lecteur et du malade ?

L'analyse classique établit que Challes excepté, la source d'Allevard est la plus riche en acide sulfhydrique ; cependant des médecins qui font autorité la conseillent parce que *le soufre y est dans une proportion qui la rend supportable, ou bien parce qu'elle suffit quand le mal ne réclame pas un traitement sérieux;* le contraire serait plus exact.

Il faut donc que la pratique éclairée par l'observation détermine impartialement la nature des eaux, les effets et les applications qui leur sont propres : ce programme est ardu, mais celui qui ferait cesser la confusion rendrait un service éminent. Avons-nous quelques données justes ? Interrogé sur les maladies tributaires de Luchon, Fontan éliminait les pulmonies chroniques : il y a dans cette restriction un bon enseignement et un exemple. Quelle réserve devons-nous garder à propos des localités qui diffèrent plus ou moins de Luchon ? Si l'on demande pourquoi l'eau Bonne qui, depuis si longtemps, fait ses preuves, a paru quelquefois un remède incertain, et pourquoi des malades en souffrent, n'accusons point la source, mais son élévation, mais la routine qui en fait un remède banal, sans égard pour la nature ou le degré de l'affection, pour les forces du sujet, le climat, l'éloignement ; toutes choses qui réclameraient la plus grande attention.

Le malade accepte volontiers les stations des Pyrénées : il serait plus avantageux de connaître la plus utile ; on respecte les convenances, mais il n'est pas indifférent de prescrire un site élevé, un long voyage, et la fatigue dispose mal au traitement. Les eaux du Mont-Dore seraient encore plus bienfaisantes, si leur action n'était souvent contrariée par le climat.

Supposons que des malades gravissent les hauteurs ou s'élèvent en ballon, pour chacun d'eux il arrive un moment où l'hémoptysie est causée par l'abaissement de la pression, et les phthisiques sont les premiers atteints. Dans toutes les ascensions du mont Blanc, et en particulier dans celles de Pitscher, les voyageurs ont accusé un grand malaise, l'oppression, la sueur, la soif, la fréquence du pouls et l'imminence des hémorrhagies. Eh bien! pour un phthisique, la plus faible élévation peut être le mont Blanc, car la respiration est d'autant plus laborieuse que le champ de l'hématose est amoindri; tout le monde le sait, mais on l'oublie dans la pratique, et l'hygiène pulmonaire est négligée.

Pour donner au poumon un calme relatif, le malade est forcé de respirer le moins possible, dans un air tiède et pur, au maximum de la pression qui se trouve au niveau des mers, et quelquefois on lui conseille le séjour des hauteurs où l'hématose est plus pénible! La richesse de l'air diminuant avec son poids, à 400 mètres il a perdu un 20e d'oxygène, c'est-à-dire que pour 20 aspirations, il en faut 21; qu'il en faudrait 11 pour 10 à 1,000 mètres; on peut calculer la proportion correspondante aux stations plus élevées; dans tous les cas, à mesure qu'on s'élève, on éprouve de la gène, de l'oppression, des sueurs, une faiblesse générale, de l'anémie, de l'apathie, des troubles nerveux..., à la longue, l'équilibre s'établit, mais l'atmosphère des hauteurs débilite, parce qu'elle est moins oxygénée. Elle peut soulager momentanément les personnes qui souffriraient d'un état pléthorique ou de l'inflammation, tandis que le malade se fatigue et s'essouffle très-vite, et redoute le mouvement, il est plus exposé aux congestions, à l'hémoptysie; c'est dans la plaine qu'il trouve le repos, avec la liberté de la respiration.

M. Coindet a vu que les soldats ne respirent pas

plus vite à 2,000 mètres qu'au niveau de la mer, pas moins à Vera-Cruz qu'à Mexico; c'est vrai, quand l'équilibre a lieu, mais la respiration devient plus large aussitôt qu'elle est ralentie; le principe ne varie point: dans un milieu moins dense, elle aura plus d'ampleur ou plus de mouvement.

Sur le plateau des Cordillères, le thorax du Péruvien offre une ampleur que d'Orbigny attribue à l'air moins dense imposant de plus grands efforts aux organes respirateurs.

Les sources de Baréges sont proscrites dans la phthisie, parce qu'elles sont à 1,300 mètres, il n'y a qu'un avis sur ce point; mais on ne parle plus de l'altitude pour les stations situées à 800 et 1,000 mètres!

Évidemment, les personnes qui respirent mal n'y vivraient point sans gêne; il faut donc prendre la hauteur en considération toutes les fois que le tissu pulmonaire est affecté. Pendant mon séjour à Bonne (1856), on renvoyait des malades, parce qu'ils étaient oppressés, au-dessus de la vallée d'Ossau; beaucoup d'autres, moins incommodés par la pression, supportaient leur traitement avec peine et sans profit... Cette leçon n'a pas été perdue.

On peut tout concilier en demandant à chaque source les effets qu'elle produit plus sûrement; à Luchon et à Baréges, envoyez les maladies rebelles de la peau, l'arthrite, la carie, les affections que le froid n'augmente pas et qui réclament le traitement thermal; à Bonnes et Cauterets, les bronchites sans fièvre, le catarrhe, la bronchorrhée, les sujets lymphatiques, strumeux, dont la respiration est encore libre: aux stations moins élevées, réservons les malades qui ne supportent plus l'ascension ni l'air raréfié.

Laissez aux Pyrénées les sujets à fibre molle, voués, dès leur enfance, à l'otorrhée, à l'ophthalmie, aux sécrétions muqueuses; détournez-en les personnes irritables, disposées aux congestions, qui ont eu des épistaxis et plus tard des hémoptysies, des affections du cœur ou du poumon. Dans ce cas, l'eau d'Allevard me semble préférable; elle est froide, carbonique, très-riche en hydrogène sulfuré, par conséquent plus propre aux inhalations. La cure est plus longtemps et mieux supportée que dans les thermes élevés; on a dit avec raison qu'il faut demander le gaz aux sources froides, et la vapeur aux eaux thermales; d'ailleurs, les froides causant peu d'excitation conviennent mieux aux sujets faibles.

L'hydrologie est entrée dans la pratique et dans nos mœurs, avec la voie ferrée; vers la belle saison, un grand nombre de personnes ont besoin de se mouvoir, et les malades suivent le courant avec un autre but que la distraction; ils obtiennent en un mois ce qu'ils espèrent depuis longtemps, et la reconnaissance multiplie les prôneurs.

On dit que nous sommes encore aux débuts empiriques de l'hydrologie, que la médecine des eaux n'est pas sérieuse.... Les hommes qui font le plus d'honneur à notre profession, qui en connaissent les difficultés, savent bien que le succès n'est pas toujours égal au savoir, à l'honnêteté, au dévouement; admettons qu'à l'origine il y ait eu des imperfections, voire même des imparfaits, où n'en trouve-t-on pas? Comme dans les campagnes, à l'hôpital et dans les grandes villes, tant vaut l'homme, tant vaut le praticien. Qui peut dire ce qu'il faut d'acquis, de soins, de ménagements pour diriger un malade que l'on ne connaît pas et pour mener à bonne fin le traitement auquel on donne si peu de temps, dont on exige à jour fixe, comme à forfait, un résultat sensible ? Ce tour de force n'est possible ordinairement qu'à la bonne médecine.

Chacun de nous à raison d'être modeste, mais on peut suivre la trace d'éminents praticiens qu'un suffrage intelligent délègue à tous les thermes ; leurs études, leurs travaux, les distinctions qui les honorent serviront de réponse et d'exemple. Qu'on me permette une réflexion : il y a des choix malheureux dans toute administration, la faveur ne patronne pas le seul mérite, on voit de médiocres fonctionnaires dans les postes élevés ; aussi, en parcourant les annuaires, depuis le chef jusqu'aux premiers degrés de la hiérarchie, nous devons être satisfaits, sinon fiers de la comparaison, avec les médecins titulaires des eaux ; je ne vois pas un corps qui soit plus à la hauteur de sa mission.

L'hydrologie, cette médecine de l'été, qui s'impose comme un besoin, qui répare souvent les fautes de l'hiver, est assez importante pour fournir la matière d'un examen, et l'épreuve ne serait pas moins utile aux médecins qu'à leurs malades. Les eaux ne sont pas étudiées, on les prescrit un peu au hasard et par faveur, avec beaucoup d'érudition, rarement de science positive ; une source bien définie est vantée pour des motifs qui la font redouter ailleurs et pour le même cas.

Les analyses sont quelquefois la meilleure page d'un

livre ; on les accepte, on les copie, mais elles sont négligées, oubliées dans la pratique ; c'est une cause d'erreur et d'hésitation qui déconcerte le malade.

Ces questions m'ont préoccupé dans ce tribut que j'apporte à l'histoire médicale d'Allevard. En second lieu, je veux établir l'influence de la mer et des hauteurs dans le traitement des pulmonies.

Les monographies ont, avec d'autres défauts, leur nombre, leurs prétentions, leur tendance exclusive ; celle-ci aurait-elle plus de titre à la faveur ? J'y ai mis beaucoup de temps et d'application ; sans flatter les mauvais calculs, ni l'esprit routinier, c'est le patient que j'ai en vue ; mais la critique, disons mieux, le jugement des confrères, a été d'une bienveillance qui encourage et qui oblige ; elle m'accuse d'aimer mon sujet ; j'en conviens et j'en donne les raisons ; d'ailleurs, nous savons tous qu'il est malaisé de bien faire et de bien dire.

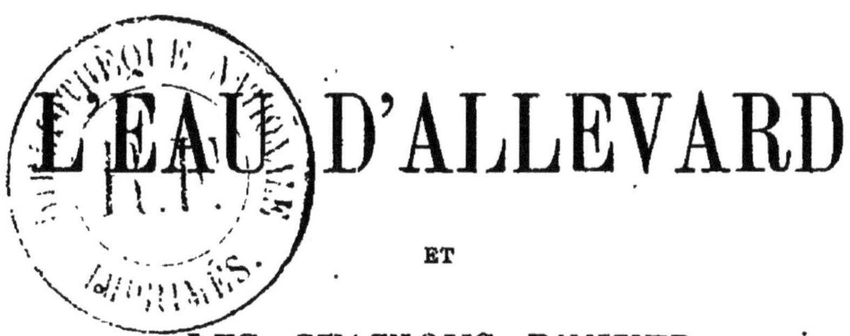

L'EAU D'ALLEVARD

ET

LES STATIONS D'HIVER

CHAPITRE PREMIER.

GÉNÉRALITÉS.

Eau d'Allevard ; historique ; propriétés. — Allevard est situé au fond du Graisivaudan, à 10 lieues de Grenoble, à proximité de Paris, de Lyon, de Marseille, Saint-Étienne, Genève et la vallée du Rhône, à 475 mètres au-dessus du niveau de la mer.

Allevard est célébré par les voyageurs et les naturalistes ; on en connaît bien la flore, les montagnes, l'usine, les aciers dont la marine est tributaire ; mais c'est tout ce que les médecins en savaient il y a peu d'années, car l'analyse de l'eau minérale se faisait en 1837 pour la première fois ; l'outillage était alors

(1) Saint-Étienne est à 550 mètres, Grenoble à 213, Lyon à 162, Luchon 630, Saint-Sauveur 720, Labasserre 780, Bonne 800, Cauterets 1,000, Mont-Dore 1040, Baréges 1,300.

composé d'une cuve en bois, dans le vieux bâtiment qui abrite le puits.

Jusqu'en 1790, on ne voyait sur les rives du Breda que des suintements accusés çà et là par un dépôt boueux; à cette époque, un tremblement de terre fit jaillir les infiltrations qui provoquèrent des recherches et bientôt la découverte de la source. On dit qu'elle fut vendue 19 francs, et 10,000 en 1837; le dernier prix a été de 600,000 francs; ce n'est pas la moitié de sa valeur.

La source fut d'abord visitée par les gens du canton, qui employaient ses eaux noires en lotions et en bains; la tradition garde le souvenir des cures obtenues par ces moyens grossiers, révélant une action puissante incontestable.

Allevard, fréquenté par les rhumatisants, les dartreux, les blessés, devint bientôt le pis aller de Bonnes; les malades s'y rendaient quand la fatigue ne permettait plus un voyage incertain. Rien n'était fait pour attirer, l'antique bourg faisait peu valoir ses titres de noblesse; il ne doit rien au patronage, au prestige des noms, à la mise en train; tout son matériel, riche aujourd'hui, était naguère fort modeste; mais la source est peut-être la mieux dotée de toutes celles que la science et le temps ont consacrées au traitement des pulmonies. Elle n'a point d'autre réclame, et sa réputation est faite par les malades en dehors des éléments qui préparent le succès.

La vallée du Graisivaudan n'envie rien aux sites vantés des Alpes ou de l'Italie. Allevard est dans un cadre suisse, au milieu des sapins; en sortant du village, on a de tous côtés un horizon de sommets verts, de beaux aspects, des promenades variées où l'art ne peut rien ajouter, si nombreuses que deux saisons ne donnent pas le temps de les parcourir.

On trouverait avec peine un ensemble de verdure plus grandiose, plus agréable; et la beauté du ciel, revendiquée par les prospectus, est ici, comme partout, relative à la hauteur qui, dans les mêmes zones, détermine le climat. Allevard étant moins élevé que les thermes pyrénéens, le temps y est plus égal et plus doux ; il y a si peu de vent, que les maisons de la campagne, comme celles de la ville, sont largement coupées sous la toiture qui, chaque hiver, serait enlevée dans un autre pays.

Cette placidité remarquable de l'air faisant valoir l'action des eaux, l'établissement, ouvert en mai, fonctionne encore à la fin de septembre, quand on a fermé tous ceux qui recevaient la même clientèle. La cure est mieux supportée, le soulagement plus facile et plus durable pendant un été chaud ; la raison en est simple : c'est par la transpiration que les maladies pulmonaires cèdent le plus souvent.

Toutes les applications, les méthodes, les appareils adoptés dans les thermes sulfureux sont employés ici; on doit à Aix les manœuvres perfectionnées de la douche et du massage, au Mont-Dore l'inhalation chaude, à la Suisse les bains de petit-lait, aux Allemands la boue minérale et l'exercice après la boisson ; mais ce qui nous appartient en propre, c'est l'aspiration froide, que nulle source ne donnerait aussi parfaite. Le complément qui a marqué l'inspection de M. Niepce a le mérite sans égal de porter le remède naturel sur l'organe affecté.

Avec un palais thermal, Allevard peut être le rendez-vous des malades qui veulent guérir et des hommes occupés qui cherchent le repos, la distraction et l'air des montagnes.

Les constructions qui ne répondaient pas aux progrès de l'hydrologie ont fait place à l'établissement commode et propre, où le service ne laisse presque rien à désirer. De beaux hôtels se sont élevés dans le jardin ; les cabinets de bain sont plus nombreux, et la pièce d'attente est une belle galerie vitrée.

Sept cabinets de douches, plus larges que les premiers, sont précédés de vestiaires chauffés.

Les instruments à injections de toute nature fonctionnent bien.

On a ouvert sept nouvelles salles d'inhalation, toutes grandes, hautes, bien ventilées, où des tapis de pieds sont disposés pour éviter le contact des dalles froides, qui faisaient regretter l'ancien parquet.

Deux salles sont destinées à l'inhalation tiède, et deux autres pour la chaude, avec des cabinets de repos, de façon qu'à toute heure, hommes et femmes puissent avoir une place libre sans craindre les transitions. Dans ces étuves, on trouvera des appareils pulvérisateurs qui réalisent le perfectionnement de la méthode en supprimant le froid dans les voies aériennes.

Les cabinets pour bains de pieds sont propres et bien éclairés.

Les injections pharyngiennes, avec des cuvettes métalliques disposées dans les salles anciennes, ont beaucoup plus d'espace et de clarté.

Une buvette, au-dessus du puits, offre aux baigneurs l'eau de la source avec tous ses gaz; le chemin qui conduit à la buvette est mieux entretenu, plus large, bordé de trottoirs, et les maisons suivent l'alignement; un tuyau particulier alimente directement les salles d'inhalation et les fontaines de la galerie.

Il est question d'emplir les baignoires par le fond, pour supprimer, autant que possible, le mélange et l'action de l'air. L'embouteillage, qui se fait avec beaucoup de soin, est basé sur le même principe : un tube de caoutchouc, coiffant le robinet, plonge au fond de la bouteille, la remplit sans contact de l'air et recueille tous les gaz. Avec cette précaution, l'eau voyage, se conserve indéfiniment et jusqu'au dernier verre est saturée; aussi l'exportation, presque nulle il y a dix ans, s'élève à 25,000 bouteilles, et bientôt sera doublée.

On ne s'arrête plus dans la voie du progrès ; il faut tout faire, sans retard, pour mettre à l'œuvre une richesse naturelle qui intéresse le pays, pour donner à l'établissement l'importance qu'il mérite, en recherchant les améliorations qui rendraient la cure plus facile ; un malade satisfait n'est-il pas à moitié guéri ?

Les baigneurs ont besoin d'un abri complet pour la buvette et les accessoires ; cela fait, ils accuseront le voisinage du torrent qui perd son charme avec la pluie. Cette coupée ravissante du Bréda est l'ennemie des personnes qui toussent, qui souffrent de la gorge, qui sont enrhumées, oppressées par le catarrhe ou des palpitations; c'est la majorité de nos malades, et sur le total, un dixième ne peut pas se rendre à la source, qui est ordinairement inaccessible aux asthmatiques.

1° On trancherait la difficulté en supprimant la buvette du puits, en amenant la source aux bains : c'est le vœu général; ce sera le premier acte de la Compagnie ou de l'État qui se rendront acquéreurs des eaux. Le transport se ferait avec des conduits en cristal ou en grès vernissé pour empêcher l'altération. Il y a 300 mètres de la source aux bains : c'est une dépense que M. Janvier estime à 3,000 francs. C'est peu pour une installation définitive ; qu'est-ce en regard des sommes employées en pure perte, faute d'ensemble ou de prévision ? En consultant les médecins, on n'aurait pas construit ce long pâté de l'Univers, qui déprécie l'hôtel principal, ni le réservoir de 20,000 hectolitres sans flotteur, qui ne sert à rien. Avec leur assistance, beaucoup de frais seront épargnés ou rendus productifs.

2° On réclame, pour la douche, un personnel suffisant, avec l'attention de fournir exactement le degré de chaleur convenu. On trouve, à Aix, deux hommes dans chaque douche, et les pieds des malades sont toujours chauds.

3° Aux bains, l'usage libre d'un robinet chaud, afin que le baigneur ne souffre jamais du froid ; la possibilité d'administrer, dans quelques baignoires, la douche et l'injection ; des bains de seconde classe, comme à Vichy ; des bains à domicile, comme à Aix, avec des chaises à porteurs dans les hôtels ; il est presque impossible de prendre un bain hors de l'établissement.

4° Il serait bon d'avoir, dans un compartiment spécial, des bouches de vapeur qu'on appliquerait, avec ou sans caisse fermée, à toutes les parties du corps. Un cabinet de bain suffirait à ce détail et ne supprimerait point le service de la baignoire.

5° Quand on recherche les moyens d'augmenter la fortune de la source et du pays, « la question des tarifs « est en première ligne. Vos eaux sont excellentes, « nous dit-on, mais tout le monde ne peut pas les « aborder; et, de plus, après avoir acquitté l'abonne-« ment qu'on a plusieurs fois élevé, il faut encore « payer chaque verre demandé pour les malades alités, « injuste impôt qui compromet le véritable bénéfice. « La Fontaine, sur ce point, donne un sage conseil « dans la poule aux œufs d'or. »

Je crois que l'abaissement du tarif produirait, dans la caisse du fermier, le même résultat que la réduction postale dans le Trésor ; mais les malades, qui se plaignent non sans raison de l'impôt sur le verre, ne savent pas qu'il a été motivé par une pétition des baigneurs au préfet de l'Isère ; ils ne savent pas non plus que le directeur, soumis au règlement, autorise le transport de l'eau toutes les fois qu'il est réclamé par un malade.

6° La gratuité de la boisson avait lieu pour tout le monde, et plus tard pour les indigents ; on la réclame en faveur des pauvres, avec des attentions pour une classe de malades qu'il serait bon d'encourager. Quand on voit tant de personnes soulagées, on pense à une subvention de la commune ou du département qui ferait participer les malheureux à ce bienfait. L'aumône ici n'appauvrirait pas, le peu que vous donneriez se perd dans le torrent. A Aix, en 1850, l'exemption de tout droit fut accordée à quiconque justifierait par un certificat de l'insuffisance de sa fortune.

Je parle en vue de l'extension que j'entrevois, et qu'il serait facile de hâter, parce que nulle part les affections pulmonaires ne sont aussi promptement modifiées que dans nos salles d'inhalation.

La source d'Allevard sort du calcaire schisteux à bélemnites, formant la couche extérieure de la région; elle traverse des gisements ferrugineux qui ne contiennent point d'élément sulfureux, par conséquent, elle vient des couches profondes.

Les jets qui s'échappent de la montagne sont réunis dans un puits creusé sur la rive gauche du Bréda; on y voit de petits filets qaand le niveau est assez bas, mais la veine principale est au fond du puits. On trouve encore, dans le lit du torrent, des infiltrations qui pourraient être recueillies; une source identique existe à la Ferrière, qui est bien au-dessus d'Allevard, et dans les environs plusieurs autres dérivant de la même nappe; il est probable que des travaux dirigés comme ceux de M. François amèneraient un plus grand volume d'eau; c'est un capital réservé pour l'avenir.

Une pompe à quatre corps, mise en jeu par le torrent, élève l'eau pour la conduire à la buvette de la source, à celles des bains, aux salles d'inhalation, et aux injections pharyngiennes, aux chaudières que l'on chauffe à la vapeur, enfin dans le réservoir qui sert de dépôt. C'est le même tuyau qui va de la source à toutes les divisions de l'établissement.

A la buvette de la source, l'eau, jaillissant avec force,

est écumeuse comme celles qui sont chargées d'acide carbonique ; mais ce pétillement qui séduit les baigneurs est dû au choc, au refoulement qui laissent perdre un peu d'hydrogène sulfuré, en sorte que cette eau est moins riche que dans le puits. Une pompe nouvelle avec moins de pression la donnera plus naturelle et plus sulfurée.

Aussitôt que la pompe s'arrête, le trop-plein coule dans le Bréda.

La chaleur communiquée aux appareils de chauffage, ne dépassant jamais 75°, on ne peut craindre l'altération ; mais, si la perte de l'acide sulfhydrique était possible, elle serait inaperçue, car l'eau est tellement saturée, qu'en mainte circonstance, on modère son activité par le mélange avec l'eau douce.

La présence de la source est annoncée au loin par une odeur dont l'intensité varie suivant le temps ; elle est plus forte, plus répandue, quand la pression barométrique diminue.

Le jaugeage de la source n'a pas été fait exactement. Il semble qu'on y puise à volonté, mais le débit est d'autant plus fort qu'elle supporte moins de pression. M. Rotureau parle de 18 litres par seconde, du double quand le mouvement de la pompe est activé ; c'est possible un instant, mais alors, on viderait le puits, tandis que la dépense ordinaire le maintient à 1 mètre. Ces 18 litres feraient plus de 15,000 hectolitres par jour.

M. Rocour me répondait de 1,400 ; son fils assure que, sans toucher au réservoir, il en consomme 2,400. On peut accepter ce chiffre ; il est probable que le rendement est plus considérable.

L'eau de la source, ou plutôt celle de la buvette, est d'un blanc laiteux, qu'elle doit au dégagement de l'acide carbonique et de l'azote : opaline et limpide au repos, elle est trouble à l'air en proportion de la surface ou de l'agitation, puis reprend sa clarté et forme un dépôt de sulfure et de carbonate, en se couvrant de pellicules irisées. Incolore après l'ébullition, elle jaunit, mais pas toujours, quand l'état sidéral favorise la réaction.

Vue en masse, elle paraît un peu verdâtre, et subit, comme la Reine de Luchon, le blanchiment que produit la décomposition de l'hydrogène sulfuré ; il s'opère plusieurs fois, avec augmentation de l'odeur hépatique et de la température. Cette dernière propriété, qui n'a point fixé l'attention, est l'indice d'une grande sulfuration, et semble résulter de la conversion, par les matières organiques, des sulfates en sulfure. Le blanchiment a lieu plus souvent le matin, quand il fait beau ; la source donne alors, par moment, une eau laiteuse, très-mousseuse, plus agréable et plus facile à digérer. La teinte brune annonce le mauvais temps, comme le baromètre, au point que l'eau restant au fond des ustensiles devient plus noire.

Nonobstant les acides qu'elle contient, l'eau d'Allevard est alcaline, avec plus d'odeur et moins de saveur que celle d'Enghien ; elle est fraîche, un peu amère, astringente et salée, on la prendrait aux repas, sans dégoût. Un jour suffit pour habituer à son odeur ; alors, on boit avec plaisir, parce qu'elle est gazeuse, et qu'elle donne la saveur hépatique beaucoup moins que d'autres eaux peu sulfurées, mais chaudes ou tièdes, comme celle de Bonnes.

En gargarisme et en injection pharyngienne, elle produit la sensation d'un bouillon fade, et peut-être, à la longue, une faible irritation.

La température de la source, toujours supérieure à celle du Bréda, est, en été, de 16 degrés quand elle atteint son niveau, de 14 quand on l'épuise ; elle a donc une thermalité propre : on la chauffe à 99 degrés sans la décomposer, l'acide sulfhydrique ne disparaissant qu'après deux heures d'ébullition.

L'eau d'Allevard est hydrosulfurée, froide, carbonique, non excitante, parce qu'elle ne contient pas de silice, qui, suivant M. Filhol, est une cause d'iritation; elle dégage lentement son acide sulfhydrique, c'est pourquoi elle se conserve très-longtemps et voyage sans être altérée comme le sont les eaux thermales, qui forcément changent d'état quand elles ont perdu la chaleur initiale, et cette fixité lui donne un avantage incontestable. « Entre deux sources de même nature, c'est la froide qu'il faut préférer » (O. Henry).

L'eau d'Allevard noircit l'argent et couvre le mercure d'un sulfure pulvérulent; les sels de plomb lui font perdre le goût et l'odeur hépatiques, en formant un sulfure brun. Les tuyaux de ce métal noircissent promptement, tandis que ceux de zinc ne prennent qu'à la longue une couche blanchâtre.

L'eau d'Allevard est peu piquante, parce que l'acide carbonique n'y est pas en grande quantité. Cependant sa présence est marquée par l'eau de chaux, et celle des carbonates par l'effervescence que produisent les acides minéraux. Stimulant fugace et contro-stimulant, l'acide carbonique semble le correctif des eaux que l'on prend en boisson, et comme leur esprit vital, dit le docteur Herpin; nous avons constaté les effets sédatifs de l'eau gazeuse, et l'azote, qui joue le rôle de diviseur ou de support comme dans l'air, peut expliquer l'innocuité de l'acide sulfhydrique (1).

Les procédés chimiques n'isolent point le fer qui, suivant Dupasquier, serait un carbonate; mais on voit au microscope des flocons de peroxyde recouverts de glairine, contre la toux, l'angine, l'aphonie et la douleur des bronches. L'acide carbonique fait tolérer l'eau sulfureuse, et la boue minérale est colorée par un sulfure que l'oxydation fait passer au sulfate.

La glairine d'Allevard n'est pas coagulée comme dans les eaux chaudes, à Luchon par exemple, et ne forme jamais ces masses foliacées que nous voyons dans les regards de Cauterets, elle reste en dissolution dans les eaux froides. On rencontre çà et là des filaments soyeux dans la couche blanchâtre, gélatiniforme, qui se dépose sous les robinets; il y a de plus sur le bord du torrent, vis-à-vis la source, une matière confervoïde signalée par Dupasquier.

Ainsi que dans les eaux fortement minéralisées, l'acide sulfurique est produit par la décomposition de l'hydrogène sulfuré, c'est pourquoi, dans la galerie, le calcaire est incrusté de sulfate en cristaux, et sur les toiles d'araignée, l'acide sulfureux se dépose en gout-

(1) Est-il possible que l'azote, ayant une si grande part à la nutrition des plantes et des animaux, ne soit qu'un remplissage dans l'aliment gazeux, où il entre pour les 79 centièmes? L'explication paraît de même force que l'horreur de la nature pour le vide.

telettes, que M. Bonjean put concentrer à la densité voulue pour le commerce.

La teinture d'iode (alcool, 1 décilitre ; iode sec, 1 gr.), en tombant goutte à goutte sur l'eau sulfureuse amidonnée, forme un nuage bleu que dissipe l'agitation ; l'iode a précipité le soufre en s'emparant de l'hydrogène ; aussitôt que la saturation est complète, il bleuit l'amidon et la couleur persiste. L'opération exige pour un litre d'eau 28 centigrammes de teinture, soit 28 degrés au sulfhydromètre, ce qui donne 24,75 centimètres cubes d'acide sulfhydrique, et en soufre, 0,036.

En 1857.	degrés.		centimètres cubes.
La bouteille remplie pour l'exportation marquait	28	=	24,75
La même, après un an (1)	28	=	24,75
Au robinet froid de la buvette	24	=	21
Au robinet chaud	19	=	17
Au bain froid	23	=	20
L'eau de Bonnes	3,8	=	3
L'eau d'Uriage	3	=	2,65
L'eau de soufre (Aix)	3,2	=	2,82
L'eau d'alun (Aix)	0,8	=	0,94
L'eau de Challes	180	=	153,94

L'eau d'Allevard contient huit fois plus d'hydrogène

(1) Dans une bouteille bouchée depuis un an, MM. Perouse et Baron trouvent 30 degrés sulfhydrométriques = 26,229 centimètres cubes ; ils attribuent cet accroissement d'hydrogène sulfuré à la décomposition du sulfate en sulfure par la matière organique, le sulfate s'élevant à 1 gramme par litre ; cette décomposition produit l'odeur hépatique de certaines eaux qui n'ont pas d'autre élément sulfureux.

sulfuré que celle d'Aix, d'Uriage et de Bonnes, ce qui ne préjuge rien pour l'importance relative des trois sources dont les attributions nous paraissent distinctes; elles ne sont ni moins fortes, ni moins puissantes, mais le sont autrement. La rivière thermale d'Aix réussit merveilleusement pour la douche et l'étuve ; en raison même de la chaleur, elle est moins faite pour le bain et pas du tout pour l'aspiration froide. L'eau d'Uriage se prête bien au traitement purgatif de l'herpétisme cutané : Allevard s'applique aux maladies chroniques des poumons, où la chaleur est plutôt un inconvénient qu'un bénéfice. Il n'y a pas assez d'eau pour doucher comme à Aix, et les malades pour lesquels l'aspiration est indiquée réclament peu de douches et de bains.

L'eau d'Allevard est-elle iodée ? Dans un renvoi de prospectus il est dit que, suivant M. Chatin, elle serait la plus riche en iode après celles de Challes et d'Heilbroon, et la dernière analyse en ajoute un milligramme à celle de Dupasquier.

En opérant sur le résidu formé par l'évaporation de 25 litres d'eau, M. Henri a constaté la présence de l'iode; mais, dans l'état ordinaire, on ne peut pas le mettre en évidence : j'ai laissé plusieurs jours des papiers amidonnés dans l'eau froide, dans les salles d'inhalation, les étuves, les bains, sans obtenir la plus faible teinte bleue. Après avoir essayé tous les moyens connus pour découvrir l'iode et le brome, Dupasquier s'exprime ainsi : « Nous n'avons négligé aucun de ces « moyens, et tous les résultats ont été négatifs. En em- « ployant tous les réactifs, y compris la pile de Volta,

« en opérant sur le résidu de 50 litres d'eau privée des « sels cristallisables, dans aucun essai nous n'avons « obtenu, ni nuance bleue par l'amidon, ni nuance « jaune indiquant le brome. M. Savoye est arrivé au « même résultat; l'iode ni le brome ne doivent compter « au nombre des éléments qui minéralisent l'eau d'Al« levard. »

Voici le dernier travail de M. Henri :

Gaz acide sulfhydrique. . . .	0,052
— carbonnique.	0,022
Carbonate de magnésie. . . .	0,018
— de chaux.	0,034
Sulfate de chaux.	0,057
— de soude.	0,021
— d'alumine.	0,065
Chlorure de sodium.	0,334
— de magnésium.	0,068
Silice et fer.	traces
Azote.	traces
Iode.	0,006
Principes fixes.	0,668

Un engouement subit a présenté l'iode comme un principe nécessaire à la vie des animaux ; en tous lieux, on a cherché le précieux métalloïde, même dans l'air et l'eau potable, et la chimie en a trouvé partout. La science n'ayant pas confirmé ces présomptions, il est possible qu'on en découvre moins dans les sources nouvelles. Si celle d'Allevard en contient, et je le crois, il est permis de n'en pas tenir compte, elle ne doit rien à cet atome, au moins quand on l'applique aux affections de la poitrine. Abandonnons aux sources iodées les maladies qui les réclament. La vapeur de l'iode a-t-elle un autre effet, dit M. Deleau, que d'irriter les voies aériennes ?

L'iode que nous repoussons du traitement de la phthisie, parce qu'il est altérant comme le mercure, et bien plus irritant que le fer, impressionne les capillaires, les glandes et les reins ; il s'adresse aux lymphatiques lorsqu'on veut activer les sécrétions, résoudre un engorgement ; à cet égard, il faut encore distinguer les constitutions du Nord et celles du Midi, le Hollandais, par exemple, et l'Espagnol, dont la thérapeutique est différente.

L'iode réussit dans la scrofule, dans les épanchements, les kystes, les tumeurs non squirrheuses ; injecté dans les cavités closes, il irrite leurs parois et provoque l'absorption ; cette vertu n'est point en cause ; mais, pour l'usage intérieur, on s'attache à prévenir l'effet local au moyen des combinaisons. Sous cette forme, il est à peine toléré par les voies digestives, car il amène l'intoxication et l'amaigrissement que présentent les animaux destinés à fournir le lait médicinal. Des affections chroniques peuvent être combattues par la médication iodurée ; on peut guérir avec l'iode et malgré lui, on s'habitue bien aux poisons ! Mais avons-nous un exemple de guérison par l'iode, impossible aux autres moyens ? Les malades qu'il a soulagés le seraient plus sûrement par l'hygiène et le repos. Je comprends l'action fondante de l'iode en molécules agrégés dans le lait ou les aliments ; il n'en est plus ainsi quand il est au contact de la muqueuse pulmonaire enflammée. Outre la sensibilité générale et commune, elle a celle d'un sens pour son excitant propre, et repousse l'air qui contient la plus faible proportion de vapeurs irritantes. La teinture en friction détermine sur le thorax une bonne révulsion, mais il faut souvent y renoncer à cause de la toux. L'usage interne est contraire à cette règle que l'organe malade exige la douceur de l'excitant et le repos de la fonction.

Lorsque tous les médecins prescrivent au phthisique l'air pur et doux, vous lui créez une atmosphère impropre à la respiration ! Pour celui qui subit un pareil traitement, le climat perd son importance ; il peut partout se ménager le milieu artificiel aussi bien que dans le Midi.

Dans la phthisie, la muqueuse est sous le coup d'incessantes phlegmasies, et on veut la combattre avec une substance propre à développer les maladies des bronches ! L'irritation produite par l'iode est sans nul bénéfice, il n'est pas même substitutif, cathérétique, au même titre que l'azotate, qui limite son action à la partie touchée, mais bien un irritant diffusible et permanent, un caustique à la façon des acides nitreux et sulfureux, il brûle aussi longtemps qu'il est en contact de l'organe jusqu'à son élimination.

Les vapeurs de l'iode avec l'eau chaude ou chargée de substances émollientes, ne sont pas supportées dans les régions moyennes, encore moins sous l'équateur ; j'ai varié ces applications de toute sorte, en hiver, dans la belle saison, en ville et dans les hôpitaux, en France, dans les colonies ; je ne les ai jamais tentées sans inconvénient. Elles ont provoqué subitement l'hémoptysie, à quatre reprises en peu de jours ; il a fallu les supprimer après trois essais, et autant de rechutes, chez un malade qui en était jusque-là fanatique.

L'iode excite la toux, l'hémoptysie, la fièvre; il précipite le travail de la tuberculose.

Des médecins trop pressés de conclure en faveur d'un agent qui ne met pas toujours obstacle à la guérison, avaient pris une confiance qui faisait oublier la véritable médication; cette illusion a fait son temps. La phthisie n'a pas de spécifique, mais si nous avons un traitement rationnel, il est dans l'air, dans les moyens hygiéniques, les substances animalisées capables de nourrir et de régénérer. Quand on veut réparer le désordre causé par un vice général, il ne faut pas compter sur un corps inassimilable et vénéneux qui ne peut rien donner à la force plastique, à l'hématose, à la nutrition; la question capitale est de mettre l'organisme en état de faire du sang.

L'inhalation d'iode est annoncée dans les journaux comme un bienfait pour le genre humain : c'est la pire des recommandations; le prétendu spécifique, rendu fameux par le roman, devait rester dans le domaine des fictions.

L'opinion est faite sur ce point; toutefois, des médecins prétendent cicatriser la muqueuse avec l'iode, ou lui rendre la vitalité nécessaire à la résolution; or ce n'est pas seulement pour l'iode que nous trouvons ces divergences, et la thérapeutique est quelquefois si pauvre, qu'il n'est permis de condamner aucune médication; mais il faut redoubler de vigilance quand le mal est à côté du bien. A cet égard, les ménagements sont une prime aux charlatans, et un danger pour les malades, trop souvent abusés par des affirmations que la science ne peut donner.

Analyse des principales eaux sulfurées.

	ALLEVARD. Dupasquier.	BONNES. O. Henry.	LUCHON. LA REINE. Filhol.	BIGORRE LABASSERRE Poggiale.	SAINT-SAUVEUR. Longchamp.	BARÉGES. LE TAMBOUR. Longchamp.	CAUTERETS. RAILLÈRE. Longchamp.	AMÉLIE. ESCALDADOU. Anglade.	MARLIOZ. Bonjean.	ENGHIEN. de Puisaye.	PIERREFONDS. O. Henry.
Hauteur	475	800	629	780	728	1400	1000	270	400	48	84
Température	16	31	35	12	26	48	38	64	14	13	0,3858
Principes fixes	2gr,24	0,500	0,251	0,496	0,193	0,208	0,009	0,303	0,429	0,76	.....
Sulfure de sodium	.....	traces	0,05	0.04	0,025	0,042	0,019	0,039	0,067	.....	.....
Sulfate de soude	0.535	.....	0,031	traces	0.038	0,050	0,044	0,042	0,028	.....	.....
— de chaux	0,298	0,018	0.032	traces	.....	.....	.....	0,007	0.002	0,176	0,0260
— de magnésie	0,523	0,012	.....	.....	.....	.....	.....	.....	0,018	.....	.....
— de potasse	.....	.....	0,009	traces	.....	.....	.....	.....	.....	.....	.....
— d'alumine	traces	.....	.....	.....	.....	.....	.....	.....	.....	0,021	0,2400
Carbonate de chaux	0,305	0,014	.....	.....	.....	.....	.....	traces	.....	0,297	0,0300
— de magnésie	0,062	.....	.....	.....	.....	.....	.....	traces	0,012	0,087	.....
— de potasse	.....	.....	.....	.....	.....	.....	.....	0,002	.....	0,167	.....
— de soude	.....	.....	.....	0,023	.....	.....	.....	.....	0,040	0,067	.....
— de fer	traces	.....	.....	.....	.....	.....	.....	.....	0,013	.....	.....
— de manganèse	.....	.....	.....	.....	.....	.....	.....	.....	0,001	.....	.....
Silicate de chaux	.....	.....	0,010	0,017	.....	.....	.....	.....	.....	.....	.....
— de manganèse	.....	.....	0,004	0,008	.....	.....	.....	.....	.....	.....	.....
— d'alumine	.....	.....	0,025	traces	.....	.....	.....	.....	.....	.....	.....
Chlorure de sodium	0,503	0,342	0,063	0,212	0,073	0,048	0,348	0,041	0,018	0,043	.....
— de magnésie	0,061	0,004	.....	.....	.....	.....	.....	.....	0,014	.....	0,0280
— de potassium	.....	.....	.....	0,001	.....	.....	.....	.....	indéterm.	.....	.....
Silice de fer	.....	0,010	0,020	.....	0,050	.....	0,016	0,090	.....	.....	.....
Acide silicique	0,005	.....	.....	.....	.....	0,067	.....	.....	0,006	0,050	.....
Fer et manganèse	.....	.....	0,005	traces	.....	.....	.....	.....	.....	.....	.....
Soude caustique	.....	.....	.....	.....	traces	traces	.....	.....	.....	.....	.....
Chaux et magnésie	.....	.....	.....	.....	traces	traces	.....	.....	.....	.....	.....
Acide sulfhydrique cc.	24,75	3,0	8,0	16	.....	10,0	16	.....	6,70	0,046	0,0022
— carbonique	97	0,006	.....	.....	.....	traces	.....	.....	4,64	0.181	trace
Azote	41	traces	.....	.....	.....	traces	.....	.....	9,77	0,014	trace
Glairine	indéterm.	traces	indéterm.	0,163	.....	traces	.....	0,010	indéterm.	.....	.....
Sulfhydrate de chaux	.....	.....	.....	.....	.....	.....	.....	.....	.....	.....	0,0258
Silice et alumine	.....	.....	.....	.....	.....	.....	.....	.....	.....	.....	0,0500
Sels de potasse	.....	.....	.....	.....	.....	.....	.....	.....	.....	.....	0 0500

Telles sont les analyses qui ont cours ; je les compare, sans donner une grande importance à la dose des éléments, parce qu'elle n'est pas l'expression de l'efficacité ; mais elles prouvent que l'eau d'Allevard est de beaucoup la plus riche en principes fixes, en acide carbonique, en hydrogène sulfuré : sans être purgative, elle a plus de chlorures et de carbonates, elle est moins irritable que les sources minéralisées par le sulfure de sodium et la silice ; on ne peut pas lui contester les principes recherchés pour les eaux sulfurées, elle est donc en première ligne, parmi celles à « base de chaux que l'on a considérées comme les plus « efficaces dans toutes les maladies des voies respira« toires, parce que, dans tous les pays, elles donnent « les résultats les plus satisfaisants contre la phthisie « laryngienne ou pulmonaire. » C'est le docteur Rotureau qui parle.

Dans le groupe des Pyrénées, il n'y a pas de sources rapprochées par autant d'analogie qu'il en existe entre Allevard et Bonnes. Mais Allevard jouit des avantages que lui donnent l'abondance des eaux, leur acide carbonique, la richesse de sulfuration, l'altitude et le climat. L'établissement reçoit l'air des sapins, sans toucher à la région où le froid contrarie l'action des eaux et la rend quelquefois dangereuse.

Même en face de l'anlayse, il est oiseux de discuter ; le temps assigne à chaque chose sa valeur, mais, en réalité, la composition d'une source est le moindre des éléments qui décident sa fortune ; ce qui conduit aux eaux, ce n'est point la thermalité, la nature ou la proportion des agents minéralisateurs, ce sont les résultats connus, c'est Paris, c'est la mode, la distraction, qelquefois le médecin ; mais en voyant la futilité des motifs déterminants, on dirait que la valeur scientifiqu- est pour bien peu dans la préférence.

Le choix des eaux est encore plus capricieux ; on ne saurait expliquer la vogue d'Ems que par l'attrait du voyage aux bords du Rhin ; car, en dehors de la distraction, il n'y a rien de ce que nous recherchons pour la phthisie ; autant vaudraient Vals ou Vichy, et pourquoi voyons-nous tant de pulmoniques à Salsbrunn, dont les sources inodores, carbonatées, iodiques, très-gazeuses, ne contiennent pas un atome sulfureux ?

L'Allemagne est fréquentée pour des eaux dont l'importance est dans le site ou les accessoires ; on y va promener l'ennui, le désœuvrement, la passion du jeu ; elles ne font aucun mal, il n'est pas nécessaire d'en user ; mais le pays est agréable, la société choisie, les plaisirs variés ; or, tout le monde a éprouvé des souffrances morales, et le chagrin, qui a tant de part aux maladies chroniques, chez les femmes surtout, le chagrin non avoué prépare bien souvent des troubles fonctionnels ; dans ce cas, il suffit d'un mouvement inaccoutumé pour rendre la santé.

Certaines eaux ne justifient ni leur titre, ni leur célébrité ; il en est qui doivent tout à leur ancienneté, à l'habitude, à l'exiguïté d'une source, qui leur donne le prix d'un objet rare et cher ; la fortune peut tenir au passage d'un baigneur, au hasard d'une méprise, et ce que nous avons de plus fort en ce genre est la vogue de Loesch, où la sulfuration est en germe dans un sulfure. Là, le malade, inconstant partout ailleurs, a la patience de s'immerger jusqu'à dix heures chaque jour; on peut y voir pêle-mêle, au-dessus de l'eau, trente ou quarante têtes d'hommes, de femmes, d'enfants, de jeunes filles, de vieillards qui sont en macération dans la même piscine, avec la conviction de prendre un bain très-sulfureux, et s'en trouvent fort bien. Avec l'eau chaude, on obtient des effets que la plus riche minéralisation ne donne pas toujours; après cela, que l'on discute sur le plus ou moins de sels reconnus dans les sources! L'eau pure n'est-elle pas un remède héroïque, et l'hygiène fait-elle moins de cures dans les stations où l'on s'amuse que dans celles où l'on se traite? En un mot, la puissance curative est mal déterminée par la chimie.

L'analyse est toujours la plus sûre des bases; cependant elle varie et se prête quelquefois aux besoins de cause, on y peut voir une autopsie mal faite, n'isolant que les débris d'un corps privé de vie, elle désorganise et ne donne pas plus l'essence du composé qu'elle ne peut le reproduire.

On découvre tous les jours de nouveaux éléments dans les sources connues, il en est qui restent ignorés; nous en sommes encore à soupçonner l'action du fluide électrique, en sorte qu'en acceptant les secours de la chimie, on doit craindre de s'égarer toutes les fois qu'elle n'a pas la sanction de la pratique. La vie d'une eau sulfureuse thermale est si fugace, qu'elle ne subit pas impunément le transport ou le contact de l'air; par conséquent on ne peut pas conclure de l'analyse à l'action thérapeutique.

Devons-nous une préférence rationnelle aux sources

des Pyrénées ? On prétend qu'elles sont exceptionnellement favorisées; que Bonnes, en particulier, jouit d'une propriété *sui generis*, d'une vertu élective, sans égale, une portée plus grande, un *mens divinior*, qui fait des cures impossibles ailleurs ; dans cet éloge, il y a bien un peu de fantaisie, car l'électivité qu'on veut réserver à quelques eaux est commune à toutes celles qui contiennent du soufre et s'exerce avec une intensité relative à la sulfuration ; elle appartient à la plupart des gaz, à l'éther, aux alcools, au camphre, aux substances diffusibles.

Nous savons ce qu'il faut penser des spécifiques ; les succès revendiqués par une source, on les obtient avec des eaux qui ont plus ou moins d'analogie ; il en est comme de toute médication qui peut avoir des effets bien différents. Si l'eau des Pyrénées peut guérir la phthisie au début, la plupart des sulfurées, et les froides surtout, ont le même privilége ; elles attaquent la diathèse, pour le moins, en agissant sur la muqueuse. Si l'on dit que l'eau-Bonne est préférable à celle d'Allevard, on émet une opinion sans preuve, mais la prescrire comme plus sulfureuse est une erreur facile à constater.

Pour avoir une classification pratique, il faudrait que les eaux fussent examinées par un seul homme, impartial et compétent, un esprit élevé capable de juger, de vérifier les titres sans prévention. Jusqu'ici on les a jugées par leur température, les plus chaudes passant pour les plus sulfurées, ou bien on ne tient compte que du soufre, bien à tort, car il est insoluble ; une source avec du soufre ou des sulfures non solubles exercerait une action très-faible sur la peau et nulle sur la muqueuse pulmonaire; elle est puissante si elle contient de l'hydrogène sulfuré. Celui-ci, vénéneux quand il sort du laboratoire, est fort bien supporté dans les eaux et devient sédatif.

Les eaux diffèrent suivant qu'elles sont chlorurées, hydrosulfurées, salines, carboniques, froides, chaudes, azotées; un atome ajouté dans le parcours les modifie au point que la nappe inférieure peut donner des groupes variés et des filons très-différents, comme à Bigorre, à Luchon, où, suivant M. François, on est contraint à faire des séries pour éviter la confusion.

Durand-Fardel admet comme sulfurées les sources minéralisées par un sulfure plus abondant que les autres principes, en avons-nous? Il appelle sulfureuses toutes celles qui sont pourvues d'un élément sulfureux quelconque. Ces distinctions, qui ne préjugent rien, n'expriment pas des caractères suffisants; on pourrait aussi bien tenir pour sulfurées les eaux qui ont reçu le nom de sulfureuses, car l'auteur les confond plus d'une fois. Avec sa manière de voir, les sources de Labasserre, de la Raillère, d'Allevard, seraient franchement sulfurées; mais devrait-on classer parmi les fortes celles qui ont du sel marin, des sels de chaux, de magnésie, et peu ou point de sulfure sodique?

Fontan les divisait en sodiques ou naturelles, et calciques ou accidentelles; ingénieuse conception bien sujette à l'erreur, sans intérêt pratique; il voulait faire une exclusion en faveur des Pyrénées qui auraient seules quelque vertu, et encore l'eau Bonne fait exception; elle reste indéterminée, en sorte que

Luchon serait le centre et le type des eaux ; cette aristocratie n'a point sa raison d'être.

Les eaux seraient-elles donc plus naturelles avec un sel qu'avec un autre ? elles sont au même point accidentelles et résultant de fortuites combinaisons. La plupart viennent de solutions, auxquelles vont s'ajouter la chaleur du foyer central, et des gaz qui sont le produit d'altérations très-variables ; elles se modifient dans leur trajet, dans les conduits, à l'émergence, et leur seule caractéristique est l'hydrogène sulfuré.

Le sulfure de sodium ne peut avoir qu'une préférence de convention, il n'est pas plus énergique ni plus fixe que celui du calcium, il est aussi facilement dénaturé ; le résultat de leur décomposition est identique, et l'air, dans tous les cas, joue le rôle important. Le sulfure de sodium, qui fait défaut dans plusieurs sources appelées naturelles des Pyrénées, est en plus grande proportion dans la chaîne des Alpes ; il manque à Saint-Honoré, à Bagnols, à Dax, peut-être à Bonnes, car si M. Filhol en admet 2 centigrammes, M. Henri n'en trouve point, et, tandis que la Reine de Luchon en a 5, nous en voyons 6 à Marlioz, 10 à Guagno, 30 à Challes.

Le précieux sulfure perdrait dans l'opinion, et serait justement un motif de répulsion pour celui qui voudrait comparer les eaux par leurs effets cliniques : toutes celles que l'on dit à sulfure sodique n'en contiennent qu'un atome au milieu d'éléments plus actifs et en plus grande quantité, toutes sont excitantes et produisent des accidents à peu près inconnus dans les eaux hydro-sulfurées.

En présence d'effets si connus et constants des eaux sulfurées, on recherche une cause; c'est bien l'acide sulfhydrique pour les eaux d'Allevard, mais dans celles des Pyrénées, ce ne peut être un atome qui échappe à l'analyse, et, si le sodium jouait le rôle qu'on lui prête, il serait autrement représenté ; cherchons mieux ; en attendant on invoque l'électricité dont chaque découverte agrandit le domaine sur tous les phénomènes de la physique et de la vie.

« Ce qui constitue l'eau sulfurée, dit Rigollot, c'est « le soufre à l'état de sulfure, de sulfhydrate, ou « d'acide sulfhydrique; il n'est pas d'autre composé « qui puisse communiquer une odeur hépatique. » Or, la nature d'une source étant fixée par celle du terrain d'origine ou de parcours, la chaleur du foyer central n'ajoute et n'ôte rien à la sulfuration, elle rend le composé moins stable et ne peut en être séparée sans décomposition; elle ne représente donc souvent qu'une économie de combustible, et notons que si l'eau sulfurée non thermale est éminemment propre à combattre les affections de la muqueuse pulmonaire, les plus chaudes qui reçoivent d'autres applications doivent leur énergie beaucoup plus à leur thermalité qu'au principe sulfureux.

Les sources hépatiques formées indifféremment par un sulfure ou un sulfate sont toutes alcalines et chlorurées ; la soude aussi bien que la chaux s'y présente combinée avec tous les acides ; le degré de sulfuration ne tient pas plus à l'espèce de sel qu'à la température, et l'hydrogène sulfuré qui le mesure exactement provient toujours d'un sel décomposé par le contact de l'air ou d'un corps oxygéné. L'eau calcique de Digne est plus chaude que les sodiques des Pyrénées, celle de Viterbe est à 68 degrés, celles d'Acqui à 65, tandis que les eaux n'en ont que 27.

Toutes les eaux subissent des substitutions de base avec dégagement d'acide sulfhydrique ; tout sulfure au contact de l'air, perd son acide et devient sulfate, hyposulfite, hydrosulfate ; l'hydrogène sulfuré peut saturer une base nouvelle, ou bien encore le sulfate est susceptible de former un sulfure : le terme et le produit des réactions qui peuvent commencer à de grandes profondeurs sera toujours l'acide sulfhydrique, et celui-ci se réduit en soufre et en eau, la géologie n'indique rien de plus. Il est probable, dit M. O. Henri, qu'un sulfate étant donné, il pourra former un sulfure, et celui-ci redevenir sulfate, en sorte que les eaux sulfurées sont celles dont l'hydro-sulfate est décomposé par l'air ou dans leur trajet. Il en doit être ainsi des carbonatées, des chlorurées... La base qui sature est sans effet sur l'action finale. Conclusion : les sources dites naturelles ne sont pas mieux définies que les sources dégénérées.

Le docteur Rotureau place l'eau d'Allevard parmi celles qu'il inscrit sous le nom d'amétallites ; pourquoi ? pas une source, hormis celle de Challes, ne contient autant d'acide sulfhydrique, et d'après l'analyse elle est encore plus riche en principes fixes.

Gréoux seul, on a.	4,030
Amélie.	0,393
La Reine.	0,251
Le Tambour.	0,208

La Raillère.	0,096
Labassère	0,496
Marlioz.	0,429
Allevard.	2,240

Il faudrait aborder les eaux salines, les chlorurées ou celles de la mer pour trouver plus de sels : il y en a 4 grammes à Bourbon-Larchambault, 5 à Uriage, 35 dans l'Océan et 40 dans la Méditerranée. Quel est l'élément qui manque à la source d'Allevard, et pourquoi serait-elle amétallite ?

L'acide sulfhydrique est l'expression des eaux à principes sulfureux, sa proportion fait connaître exactement celle du soufre, et pour le mesurer il n'est pas de moyen moins sujet à l'erreur que le sulfhydromètre; il est presque mathématique pour les eaux contenant de l'acide sulfhydrique, ou un monosulfure, et s'il est moins exact pour les eaux polysulfurées, qui sont rares et peu importantes, il est encore le plus sûr des réactifs. Cela étant, les distinctions basées sur l'hydrogène sulfuré sont plus utiles que les notions fournies par les accidents et les combinaisons.

Les eaux hydrosulfurées, peu irritantes et plus certaines dans leur effet, sont froides, par conséquent on peut les conseiller aux malades qui redoutent la chaleur. Les hydrosulfurées carboniques, plus agréables, et digestives, sont particulièrement affectées au traitement des maladies chroniques.

L'eau d'Allevard avec une sulfuration plus forte que celles de Bonnes est bien mieux supportée, en raison de sa température, de sa composition, de l'altitude; extliquons-nous à cet égard : l'air est lourd dans les bas-fonds, il est pur et léger sur les montagnes; l'homme en santé y trouve un bien-être, une énergie qu'il n'a pas dans la plaine: les personnes lymphatiques, à sang noir, à congestions veineuses, y respirent fort bien, mais le malade y souffre, il étouffe, il transpire et ne peut se mouvoir sans fatigue; il n'est bien qu'avec le maximum de la pression barométrique. On fait valoir la vigueur et la santé du montagnard, mais c'est le bénéfice de la vie dure, de la vie simple, de l'exercice continu, sans les causes d'affaiblissement qui sont propres aux villes; en vivant comme les montagnards, on aurait moins besoin des eaux.

Allevard est à 475 mètres, dans un climat plus doux que celui des Pyrénées; le malade oppressé y trouve encore du calme, les asthmatiques y sont mieux, l'hémoptysie s'y montre rarement et n'est jamais le fait des eaux bien ordonnées. En comparant Allevard à Cauterets, nous trouvons que la source de l'Isère n'a pas les inconvénients du froid, des transitions, de l'éloignement reprochés à la Raillère, qui est à 2 kilomètres de la ville.

La source de Marlioz diffère essentiellement de celle d'Allevard; elle est sodique et n'a que 6,70 d'hydrogène sulfuré, elle est plus excitante, plus indigeste, parce qu'elle contient fort peu d'acide carbonique.

CHAPITRE II.

EFFETS DES EAUX.

L'eau sulfureuse est difficile à étudier sur l'homme sain, on ne la prend pas avec les soins voulus pour obtenir l'action physiologique, pour distinguer les modifications opérées par le traitement, de celles qui ressortent des circonstances, des accidents ou des maladies. Cette action n'est pas toujours la même, l'eau sulfureuse peut exciter ou hyposthéniser, exalter ou apaiser l'éréthisme nerveux, élever ou ralentir le mouvement circulatoire; nous la voyons calmer la douleur et la toux, diminuer les sécrétions, résoudre les engorgements; elle possède bien la raison de ces effets, mais le soufre n'est pas tout dans la médication, l'état de l'organisme, le support et le milieu sont pour beaucoup dans les résultats.

Quelle place doit avoir dans la matière médicale cet agent qui produit un état de calme et des signes d'irritation? Si le soufre est excitant, l'hydrogène sulfuré stupéfie, l'acide carbonique est anesthésique, les sels sont plus ou moins actifs; la résultante de ces forces n'ayant pas une expression thérapeutique formulée, nous dirons que l'eau est à la fois stimulante et sédative, avec cette sensation de force qui, dans la médication antispasmodique, s'accorde bien avec le calme.

En rapprochant ainsi des effets qui semblent opposés, je résume l'action de l'acide sulfhydrique : 1° à dose fractionnée, sédation des centres nerveux et de la circulation ; 2° à dose ordinaire et continue, stimulation générale qui se produit graduellement et sans secousse, ou brusquement avec la fièvre et la poussée ; en d'autres termes, il apaise l'état nerveux, l'irritation, la toux, les mouvements du cœur, mais peu à peu, la stase du sang ramène l'oppression, la douleur, la congestion, quand elle arrive au point d'entraver l'hématose : cette impression est reçue par le cerveau qui le témoigne par un vertige.

On se tromperait, en croyant que les choses suivent toujours cette marche à deux degrés ou à deux phases ; l'eau sulfurée calme ou provoque la toux ; elle donne ou trouble le sommeil ; cela dépend beaucoup du baigneur, de la maladie, du temps ou de la cure ; une action identique n'est assurée, ni par les mêmes soins, ni par la même quantité d'eau. En fait, dit Graves, et malgré le caractère paradoxal de l'assertion, le soufre bien que stimulant a une grande efficacité dans une foule d'affections congestives ou inflammatoires.

Le principe sulfureux, d'après Poggiale, détruit les ferments morbides, comme les parasites qui se rapprochent des infusoires et des ferments.

L'eau sulfureuse excite et tonifie, elle rappelle ou rajeunit les affections anciennes, la bronchite, comme la goutte, le rhumatisme, la gravelle, les dartres, le hémorrhoïdes, les névroses, mais ordinairement il en résulte un effet sédatif. Le soufre, dit Pidoux, ressemble aux agents qui imposent à l'organe souffrant ou à l'économie une inflammation, une manière d'être analogue à celle que l'on poursuit; il y voit un excitant de l'arthritisme qui éloigne la phthisie, quand il éveille un équivalent pathologique; l'homœopathie ne dirait pas autrement.

Il existe, en effet, chez beaucoup de personnes, une série de manières d'être qui se suivent ou se transforment, et cèdent à l'invasion d'un mal accidentel; celui-ci n'est jamais plus sûrement enrayé que par le retour d'un symptôme appartenant au cercle habituel; cependant, on aurait tort de compter sur l'antagonisme, car il n'y a pas toujours une diathèse, encore moins un équivalent, et le mal peut guérir d'emblée; les symptômes réveillés ou suscités par les eaux, sont des complications, et la meilleure cure s'effectue sans nulle crise.

L'hypothèse ne pouvant satisfaire l'esprit, la sulfuration doit être considérée dans son ensemble et dans chaque appareil; la théorie s'incline, on a plus besoin de faits que d'explications, et comme au temps d'Alibert, la physiologie des eaux est le seul guide à consulter.

L'eau minérale n'est pas un remède approprié à telles affections déterminées, comme une sorte de réactif, mais un agent complexe qui aide l'organisme à reprendre équilibre dans une foule de conditions; le baigneur doit savoir qu'un spécifique ne répond pas directement à chaque maladie, qu'une médication utile pour un autre serait nulle pour lui, et quelquefois nuisible: l'efficacité d'une source tient peut-être moins aux sels, qu'à sa vie propre, au principe dynamique, à l'électricité. Les eaux minérales, suivant M. Scoutetten, ne contiennent pas d'électricité libre, elles sont négatives, tandis que celle des fleuves et des lacs est positive; toutes sont négatives pour les corps immergés dans la baignoire; le fluide positif à la surface est négatif à l'intérieur; il s'établit un courant de haut en bas, un autre à la circonférence et leur intensité ne se rapporte point à la chaleur, mais à la composition, car les eaux libres faisant dévier l'aiguille du galvanomètre de 15 à 20 degrés, les minérales donneront à la source une déviation de 80 à 90 degrés. Ce sont les sulfureuses qui déterminent les courants les plus énergiques, les plus durables, et le maximum appartient à celles qui dégagent lentement leur hydrogène sulfuré, en sorte que la déviation galvanométrique est d'accord avec le sulfhydromètre, et mesure comme lui la richesse de la sulfuration.

Avec ces données, et celles de M. Lambron, nous ne sommes pas en état de raisonner sur les fluides.

L'eau sulfureuse n'agit pas toujours immédiatement, elle réveille quelquefois le mal qui va guérir, et prolonge ses effets bien au delà du traitement. La somme du liquide et le temps qui amènent la saturation n'ont rien de fixe. Les troubles fonctionnels se présentent plus vite chez un malade et les premiers sont ceux qu'il avait éprouvés. Un baigneur dont la guérison fait le plus grand honneur à Allevard, et qui prend les eaux depuis un quart de siècle, éprouve chaque année la fièvre, la toux, l'enrouement, qui annoncent la sulfuration.

Peu de malades quittent les eaux sans accuser du

malaise ou des douleurs ; ils ne doivent point juger le résultat définitif par les symptômes observés, encore moins par l'abondance des sueurs. On peut guérir sans transpirer beaucoup et d'autres médications portent mieux à la peau que le soufre, qui n'ont pas autant d'effet sur le poumon.

L'eau sulfureuse excite les mouvements régis par le système ganglionnaire, toutes les circulations, les sécrétions, les actes nutritifs, et surtout les fonctions de la peau et des muqueuses, qui sont les plus grandes surfaces d'absorption et reçoivent plus souvent les réactions.

Au début de la cure, ordinairement, on éprouve de l'appétit, de la chaleur, des pesanteurs à l'épigastre, ou bien de l'âcreté, de l'enrouement, de l'ardeur à la gorge, au voile du palais; de la cuisson, des picotements aux yeux, au pharynx, à la trachée ou dans les bronches, de la toux avec essoufflement et gêne de la déglutition. Ces effets, peu marqués ordinairement, peuvent être inaperçus ou nuls; ceux qui nous ont paru les plus fréquents seraient : l'augmentation de la puissance digestive et de la force, la sensibilité au froid, seulement les premiers jours, la sueur, une constipation modérée, le dépôt et la fréquence des urines, l'excitation des sens, la facilité des mouvements et de l'intelligence, le sommeil réparateur, et, dans une autre phase, la plénitude, la fatigue, l'insomnie, les rêvasseries, le dégoût, les symptômes qui constituent la fièvre de sulfuration et la poussée. Souvent après une semaine, après trois ou quatre jours, survient une extrême lassitude, un état catarrhal avec la toux, le coryza, la fièvre, la diarrhée, puis tout rentre dans l'ordre jusqu'à la fin du traitement.

M. Chataing, qui employait ces eaux avec beaucoup d'habileté, s'exprime ainsi : L'eau en bain ou en boisson produit, les premiers jours, une excitation générale qui ne tarde pas à se calmer, et cette circonstance mérite d'être observée chez les personnes irritables qui pourraient s'en inquiéter ou se rebuteraient, si l'on ne modérait pas cet effet. Il y a sentiment de chaleur à l'épigastre et à la peau, agitation durant la nuit, soif, défaut d'appétit et constipation ; mais du troisième au huitième jour, l'appétit se réveille, le ventre se relâche, la moiteur se rétablit, l'urine coule en abondance, et le sommeil revient, suivi de bien-être et d'énergie. (*Annuaire* de 1838.)

Action sur les muqueuses. — L'eau sulfureuse excite ou modifie l'état, les fonctions, les sécrétions de la peau et des muqueuses Chaque therme est renommé pour la fécondation, et tarit les flueurs blanches, chacun a sa source des yeux, sa source digestive, et l'on cite à l'envi la guérison de la bronchite, du catarrhe, de l'angine, des plaies, des ophthalmies...... La part faite à l'exagération, cet accord unanime est la preuve d'une vertu réelle sur le tissu muqueux.

1° *Muqueuse pulmonaire.* — Bordeu le jeune a dit que l'eau sulfureuse est aussi vulnéraire pour les plaies de l'intérieur que pour celles de la peau ; rien n'est plus vrai, c'est souvent le même vice, que nous poursuivons sur les téguments, dans la bronche et dans toutes les muqueuses. L'eau sulfureuse est-elle béchique, ainsi qu'on le répète depuis Bordeu? guérit-elle à la façon des excitants, du vin chaud, par exemple, ou bien par sédation immédiate? L'hydrogène sulfuré, qui est le principe effectif, arrête ou suspend l'oxydation vitale en absorbant l'oxygène du sang, et c'est peut-être ainsi qu'il cicatrise les vieilles plaies et les muqueuses. D'après Mialhe, il serait vénéneux par une double action qui *stupéfie la pulpe nerveuse et coagule le sang*. M. Claude Bernard démontre l'innocuité relative de l'hydrogène sulfuré qu'il injecte dans les veines et son élimination constante par les bronches. Le Dr Demarquay, en faisant arriver ce gaz dans le tissu conjonctif, a vu qu'il était exhalé par les poumons. Les résultats que l'on obtient dans toutes les phlegmasies pulmonaires chroniques par l'hydrogène sulfuré, tiennent donc à la voie qu'il suit pour être éliminé.

Quels que soient son état, et sa voie d'introduction, le soufre passe en petite quantité par la peau, et presque tout par la muqueuse pulmonaire sous forme d'hydrogène sulfuré.

Ce fait explique le résultat final que Bordeu appelait un remontement général et prouve la valeur des inhalations qui portent directement le soufre sur la muqueuse, dans l'état même où la chimie vivante le constitue pour qu'il pénètre l'organisme et le traverse.

Nous comprenons ainsi que l'activité portée à la périphérie et sur toute la muqueuse, dissémine et atténue le travail que les bronches supportaient. La fluxion en est détournée, la toux cesse, les crachats diminuent la maladie revient au point de départ et cède peu à peu; elle est au moins dans les meilleures conditions pour guérir.

Il est donc rationnel de conclure 1° que le mode le plus sûr de traitement par l'eau sulfureuse est l'inhalation; 2° que l'on doit préférer les sources hydrosulfurées froides, et mesurer, estimer une eau sulfurée par le volume du gaz qu'elle contient.

L'inhalation de l'eau sulfureuse est capable de modérer le mouvement du cœur et la respiration, par conséquent de modifier l'élément phlegmasique; ce n'est donc pas aux sujets sanguins qu'elle peut nuire, mais seulement à ceux qui ont la fièvre, qui respirent péniblement, parce que la maladie restreint le champ de l'hématose. On ne saurait avoir trop de réserve à l'égard de la phthisie, quand elle atteint la période hectique, mais ce serait une erreur de repousser l'eau sulfureuse du traitement des maladies aiguës; elles cèdent plus facilement que les vieilles affections occupant un grand espace. Il est donc permis d'en user pour les bronchites; la tolérance est relative à l'intégrité de la muqueuse; et la fièvre n'est pas une contre-indication durant l'été, parce que l'organisme réagit par les sueurs. Nous n'hésitons jamais à combattre la bronchite au moyen de l'aspiration tiède, et tout le monde a remarqué la promptitude avec laquelle on obtient la guérison. Il n'est point rare de voir tomber la fièvre en peu de jours, alors même que le poumon est fluxionné; dans ce cas, l'inhalation est sédative ou bien encore, elle peut tonifier, exciter un travail d'ensemble, répartir plus également les forces concentrées vers la partie malade, et faire concourir l'économie entière à la réparation? C'est la pensée d'Andrieu.

Si le mal est chronique, il est comme rajeuni par la sulfuration; toutefois, quand un baigneur se présente avec la fièvre, il serait dangereux de commencer le traitement: ce qu'il y a de plus sage à conseiller, c'est le repos et le retour si la fièvre persistait.

Les catarrheux accusent bien souvent un surcroît d'irritation ou de douleur; la toux augmente ou revient les premiers jours, ce qui ne révèle pas, comme on le dit, la nature du mal; l'usage ou l'abus des sulfureux peut réveiller aussi bien une lésion étrangère aux poumons, qu'une bronchite; leur action généralisée, va retentir sur toutes les muqueuses, sur la vessie, l'utérus, le tube digestif, comme sur la peau, et si la bronche est en jeu plus souvent, c'est que la plupart des baigneurs ont eu des affections de la poitrine, et qu'un organe faible appelle plus souvent l'irritation. Les phénomènes propres aux maladies anciennes reparaissent communément et, s'ils ne sont pas exaspérés outre mesure, ils s'amendent rapidement pour faire place à la détente, au temps d'arrêt, quelquefois à la guérison. L'excitation n'est pas constante, n'est pas indispensable, elle peut être étrangère aux sulfureux, et nous croyons que le malade est plus sûr de guérir quand il est soulagé sans retour des accidents.

Lorsque le pouls se développe, il devient moins fréquent et se régularise, à mesure que l'oppression diminue et que la force augmente: ce stimulus nécessaire à la muqueuse pour rejeter les sécrétions, agit mieux quand il est secondé par les sueurs ou par la diurèse;

il concourt à la résolution, mais il faut le surveiller, le diriger pour qu'il n'arrive pas à l'excès perturbateur.

On dit que l'eau sulfurée dispose à l'hémoptysie; cela est vrai pendant l'hiver, parce que la chaleur est essentielle au traitement; c'est possible quand on la prend avec excès; mais dans les stations d'été où la sueur prévient les congestions, nous devons en accuser la hauteur, le climat, la fatigue, la nature des eaux, et peut-être les sulfures. L'hémoptysie est provoquée par la hauteur et par les eaux sodiques; à Allevard, où on l'observe beaucoup moins, elle dépend si peu de l'hydrogène sulfuré, qu'elle n'oblige pas à suspendre la cure. En 1868, j'ai mis en traitement, le jour de l'arrivée, trois malades qui avaient craché du sang à Grenoble ou en route. La différence qui existe sur ce point entre Allevard et les autres pays s'explique mieux encore, par la douceur des inhalations.

Le choix des eaux sulfurées est à peu près indifférent pour le catarrhe et au début des pulmonies sans fièvre; mais, quand le mal est plus avancé, la guérison est plus difficile sur les hauteurs, où le phthisique ne respire bien qu'au repos. Quand le tissu pulmonaire est hépatisé, dense, obstrué par la fluxion, l'engouement ou les produits hétérogènes, il ne monte qu'avec peine, par conséquent l'importance de la hauteur est capitale aussitôt que la respiration est mise en jeu. Une médication qui serait imprudente à la Raillère ou au Mont-Dore est possible dans un site moins élevé. Les eaux de la Bourboule et du Mont-Dore, que je donne sans crainte en hiver, auraient plus de succès dans un climat plus doux que le Puy-de-Dôme. On redoute une station de 1000 mètres pour les malades qui ont de la toux, de la fièvre ou de l'oppression. Des personnes forcées de quitter les Pyrénées ont pu guérir ici ; d'autres, notablement soulagées par l'eau d'Allevard, sont mortes en allant chercher ailleurs une plus belle cure ; aussi, toutes les fois que je suis consulté sur le choix d'une eau, je conseille sans hésiter celle qui a déjà produit un bon effet.

2. *Appareil digestif.* — Les baigneurs d'Allevard s'étonnent de retrouver l'appétit qu'ils avaient perdu ; l'acide carbonique et l'hydrogène sulfuré combattent la dyspepsie qui souvent est la cause ou le point de départ des pulmonies chroniques ; si des malades ne toussent plus, si des vieillards souffrent moins en hiver, si des enfants, des jeunes filles se développent à vue d'œil en prenant de la fraîcheur, de l'animation, c'est que l'eau sulfureuse a réveillé l'action nerveuse et les actes digestifs : le bon régime est en définitive, le véritable traitement des maladies chroniques, de la phthisie comme des autres diathèses. L'estomac est la pierre de touche et le régulateur de la santé ; on guérit aisément et les remèdes sont toujours bons quand il est sain, nous n'en connaissons point qui répare les conséquences d'une hygiène mal comprise.

L'acide carbonique donne à l'eau d'Allevard un caractère distinctif, il masque un peu son goût, la vivifie en quelque sorte, et la rend plus légère, plus digestive, mais les agents qui augmentent la puissance de l'estomac resserrent ordinairement ; pour maintenir la liberté du ventre, il suffit d'ajouter au premier verre d'eau quelques grammes de sel neutre, ou bien un peu de lait. L'usage du café au lait remplit le même but ; sinon, il faut recourir aux lavements, à la douche ascendante, au petit-lait, car la constipation est un obstacle à l'action des eaux. L'appétit se fait sentir aux premiers jours du traitement ; la digestion devient facile, et le sommeil réparateur produit un sentiment de force et de bien-être. Les malades sont délivrés des pneumatoses, des gonflements, des embarras gastriques ; pour d'autres, le résultat de la médication est de faire cesser l'obésité. Il arrive communément que le baigneur maigrit ou perd une coloration excessive, un embonpoint factice, en devenant plus fort ; bientôt une sorte de plénitude remplace le besoin de la réparation, alors la constipation fait place à l'état contraire ; il survient du malaise et les nuits sont agitées. Quand la saturation commence, elle peut être annoncée par la coloration et la fétidité des évacuations.

3° *Action sur la peau.* — Les téguments que l'organisation rapproche des muqueuses ne sont pas moins sensibles aux sulfureux, et cette action qui paraît la plus commune, est aussi la plus importante, car c'est en activant et la circulation et la vie de la peau, que l'on enraye, non-seulement les dermatoses, mais encore le rhumatisme et le catarrhe pulmonaire. Pour toutes ces maladies, le secret de la guérison est de porter à l'extérieur la fluxion concentrée sur l'organe souffrant, d'équilibrer les grandes fonctions de la peau et des muqueuses. Nous ne faisons souvent que de déplacer, répartir, substituer ; c'est ainsi que la nature procède pour guérir. Qui n'a vu les résultats produits par un furoncle, un abcès, ou la transpiration, dans le cours des plus graves maladies? On sait que la spécialité des eaux hépatiques fut d'abord la cicatrisation des plaies ; c'est par induction que Bordeu les essaya pour l'*ulcère du poumon.*

L'eau sulfureuse détermine un mouvement périphérique, indiqué par la démangeaison et le picotement, la turgescence, la marbrure de la peau ; le retour des sueurs, des sécrétions habituelles, des dartres, des rougeurs, des érythèmes qui peuvent inquiéter le baigneur, mais affirment l'action des eaux. Les téguments plus sensibles au début, résistent mieux au froid, quand la circulation capillaire est ranimée ; la sueur maladive disparaît et la transpiration normale se rétablit. Aussitôt que l'hyperémie est en excès, on voit naître des éruptions qui varient suivant la diathèse réveillée par le stimulus. Les bains excitent quelque fois un prurit fatigant, lorsque la peau vient à subir un excès de vitalité... Ces accidents sont plus communs par un temps sec, chez les baigneurs qui contrarient la cure par de longues excursions (1). J'ai vu après un premier bain, les téguments couverts d'une éruption vésiculeuse entièrement dissipée les jours suivants.

Cette action si constante explique bien et justifie

(1) Je conseille volontiers la promenade au milieu du traitement, toutes les fois qu'il est mal supporté ; mais de tristes expériences nous montrent, chaque année, que la course est dangereuse à la suite de la douche et du bain.

l'ancienne réputation qu'Allevard devait aux affections rebelles de la peau ; ce n'est pas tout, l'eau sulfureuse, en activant la circulation des capillaires sous-cutanés, raffermit les téguments et fortifie les dépendances du système épidermique, les ongles, les dents, les cheveux, elle blanchit la peau, la rend plus transparente, plus souple, et n'est point sans action sur les éphélides, les taches hépatiques, celles qui sont dues à la grossesse, aux maladies chroniques... Des personnes ont reconnu que l'eau sulfurée suspend la chute des cheveux, qu'elle conserve la teinte des noirs, et que les gris sont plus foncés à la suite du traitement. Le soufre guérit, ordinairement, le pityriasis qui amène la calvitie, il existe en notable proportion dans les cheveux et diminue quand ils sont faibles ; quand ils tombent ou deviennent blancs, il est indispensable à leur conservation, et probablement parmi toutes les substances employées pour l'entretien de la chevelure, il est seul irréprochable.

La poussée n'est pas commune à Allevard, les maladies traitées l'exigent rarement, et les bains ne sont pas assez longs, assez suivis pour la déterminer, mais on l'obtient quand on le veut et bien plus vite qu'à Loesch. Elle arrive quelquefois sans être provoquée ; elle se manifeste à la fin du traitement par une crise, vers la peau ou les muqueuses, par la chaleur et la transpiration, quelquefois par le réveil de la douleur ou de la toux. Chez un baigneur herpétique, elle sera précoce, exagérée, comme une maladie, une éruption doublée par la fièvre thermale. Ne soyons pas effrayé de cette crise, il est facile de la modérer, de la réduire à l'état normal, elle produit toujours un effet salutaire : c'est ordinairement un érythème, une éruption vésiculeuse accompagnée ou non de fièvre. Si elle vient comme une crise sans effort, elle est utile quand la maladie coïncide avec la disparition d'une dartre habituelle ; il est permis de songer à la poussée ; en présence de l'herpétisme, elle sera utile toutes les fois que le malade est assez fort.

Rappelons que le traitement sulfureux est capable de fixer sur la nature des affections diathésiques. Les auteurs ont signalé en lui donnant trop de portée le génie révélateur que possède l'eau sulfurée ; des médecins comptent sur elle pour démasquer la syphilis, et lui accordent sur les syphilides la même action que sur les dermatoses. Cette propriété appartient à d'autres eaux, à celles de Luxeuil, par exemple, aussi bien aux sources ferrugineuses qu'aux salines arsenicales, qui ressemblent beaucoup à celles de Plombières, de Bourbonne, de Balaruc, de La Mothe, etc. ; elle dérive uniquement de la thermalité naturelle ou acquise. « Quand « on voudra reconnaître une organisation entachée de « vérole, l'épreuve des eaux minérales chaudes l'em- « portera sur toutes les autres. » (Yvaren, *Métamorphoses*.)

4° *Action sur les organes circulatoires.* — L'eau sulfureuse inhalée peut ralentir les mouvements du cœur ; comme l'éther et la plupart des gaz, les acides arsénieux et cyanhydrique affaiblis, l'hydrogène sulfuré amortit l'élément phlegmasique ; mais, pour peu que la dose soit élevée ou prolongée, la circulation générale est excitée, les battements du cœur sont augmentés, la respiration et le pouls accélérés, la figure s'anime, il en peut résulter un mouvement fébrile ; nous conclurions à tort qu'il faut en éloigner tous les malades sujets aux palpitations, car on en trouve chez la plupart des jeunes filles chlorotiques ou affaiblies ; et celles des catarrheux en imposent souvent aux médecins. Ces prétendues affections du cœur cèdent au traitement qui enraye la bronchite et la toux ; l'agent d'impulsion du sang revient à l'état normal quand la circulation est rétablie dans le poumon devenu perméable. Le résultat devient plus frappant, si les désordres cardiaques sont liés au rhumatisme, ce qu'on peut ordinairement reconnaître à la mobilité de la douleur qui est toujours rappelée par le froid. Plusieurs baigneurs portant les signes des affections du cœur, avaient défense de toucher à l'eau sulfurée ; ils en ont pris, malgré nous, jusqu'à huit verrées par jour, et les douleurs disparaissaient avec la pesanteur, les battements, l'intermittence, le bruit de souffle, l'oppression, les congestions de la face et des yeux.

Les palpitations s'arrêtent quelquefois pendant l'inhalation, et reviennent quand la séance est prolongée ; ce qui montre dans l'usage, et dans l'abus, ce que peut l'acide sulfhydrique appliqué sans la chaleur.

L'endocardite, les lésions organiques du cœur et des vaisseaux comportent moins l'action thermale que les autres maladies ; avec elles il faut aller lentement et préférer les moyens doux ; le régime, le repos, les laxatifs diurétiques, le petit-lait, la digitale, le demi-bain, la douche locale et l'inhalation froide ménagée ; le bain de petit-lait réussit ordinairement.

Les palpitations développées sous l'influence d'un principe débilitant, la chlorose, l'anémie, le nourrissage, les pertes, les saignées, les hémorrhagies, cèdent mieux aux bains sulfureux, alors surtout qu'on peut donner à la nutrition l'énergie qui faisait défaut. Des maladies du cœur, enrayées après la saison, avaient paru exaspérées durant la cure. Depuis six ans une dame obtient un hiver tolérable en prenant, disons mieux, en supportant les eaux pendant un mois. En pareil cas, il faut éviter toute espèce d'ébranlement, de fatigue, de surprise, de choc, d'émotion, le bain chaud, la douche, etc.

En 1868, arrivait non sans peine, un catarrheux, émacié, oppressé par une hypertrophie cardiaque fort avancée, c'était un vrai défi pour les eaux d'Allevard ; après beaucoup d'hésitation et de repos, je lui fais prendre quelques bains de petit-lait, je l'envoie chaque jour à l'inhalation froide pendant deux, quatre ou cinq minutes, il buvait de petites cuillerées d'eau coupée, en prenant beaucoup de lait ou de petit-lait, sans négliger la digitale ; enfin le demi-bain fut toléré.

Après un mois de patience et de soins minutieux, en demandant toujours aux aspirations et à l'eau fractionnée, leur effet sédatif, le malade avait peu d'oppression et ne *sentait plus son cœur*, le pouls avait baissé de 120 à 76.

Je n'espérais cependant pas le revoir; il revint *par reconnaissance*, mais suivant moi, par nécessité, le traitement n'exigea pas autant de précaution et ne fut pas moins heureux. Aujourd'hui après trois saisons, le mal est supportable.

Voilà bien un exemple de sédation cardiaque, justifiant la témérité du malade qui veut à tout prix se rendre aux eaux; en pareil cas, il n'y a point lieu de les encourager.

5° *Action sur les centres nerveux.* — L'hydrogène sulfuré impressionne d'abord le système nerveux; on observe ordinairement une excitation qui n'a rien de pénible, manifestée par le besoin de locomotion, l'impatience ou l'inégalité d'humeur, ou bien par une sensation de bien-être et de force qui n'exclut point la sédation; d'autres fois c'est la céphalalgie ou la stimulation des sens et de l'intelligence, une sorte d'animation ébrieuse comparable à celle que produisent l'acide carbonique et le café.

Les travaux de l'esprit sont ordinairement faciles au baigneur, qui ne prend pas une trop riche alimentation, il pense, il écrit sans fatigue, et semble délivré d'une entrave qui pesait sur les centres nerveux, ou les organes locomoteurs; plusieurs malades m'ont dit qu'ils sentaient leur ventre moins gros, et leurs jambes plus fortes; évidemment ce qui donne au cerveau la netteté qu'il a perdue, est bien propre à reposer les hommes de cabinet, surmenés par les affaires, les financiers, les écrivains, les écoliers soumis à une étude au-dessus de leur âge, plus nourris de latin que d'air et d'aliments réparateurs, les jeunes gens que le plaisir précoce a frappés d'impuissance, enfin les hommes du monde qui auraient abusé de la vie, et le nombre en est grand. Les affections des centres nerveux qui frappaient les hautes régions et s'expliquaient par l'excès du travail, se multiplient dans toutes les classes, mais quelquefois l'esprit et le travail n'y sont pour rien. C'est une plaie du sensualisme que les eaux ne guérissent pas.

6° *Appareil génito-urinaire.* — L'action de l'eau sulfureuse affectant les voies urinaires aussi bien que les autres muqueuses, les reins sont stimulés pendant la cure, surtout lorsque le cœur éprouve un état sédatif. Tous les baigneurs qui boivent assez, ont de fréquents besoins d'uriner qui deviennent souvent incommodes pour les femmes : la diurèse est encore plus prompte, quand l'irritation de la vessie est ordinaire ; je connais un homme jeune, qui ne prend pas un verre d'eau sans avoir du ténesme vésical, et deux ans consécutifs, chez le même baigneur, j'ai suspendu la cure pour une cystite qui la première fois donna de l'inquiétude.

Tous les sujets bilieux, ceux qui souffrent des reins ou du foie, sont beaucoup impressionnés par l'eau sulfureuse et ne la supportent pas longtemps, ni par grande quantité ; il faut toujours avoir égard à cette disposition.

Après le bain, l'urine est abondante, aqueuse et d'autant plus claire qu'il est moins chaud; à la suite du traitement elle se trouble, charrie du soufre et produit un dépôt d'acide urique. D'autres fois elle est chaude, rouge, irritante au point d'occasionner un peu de rétention. Elle contient une plus forte proportion de détritus parce que l'eau sulfureuse détermine une absorption plus énergique, un travail dépurateur qui contribue à la résolution des maladies.

Les affections des voies urinaires sont au moins passagèrement excitées par la sulfuration; cependant nous avons vu le catarrhe vésical amendé par les bains prolongés, sans doute aussi par la révulsion qui a eu lieu sur la peau. Civiale conseillait dans ces cas l'eau sulfureuse en bain et en boisson, mais la fièvre ou l'état aigu sont de formelles contre-indications.

Ainsi que tous les excitants, l'eau sulfureuse éveille plus ou moins et la force vitale, et le sens génésique; elle produit de l'agitation, des rêves, des mouvements involontaires; les pertes séminales, qui sont fréquentes chez les sujets débilités, augmentent les premiers jours, et tendent à s'éloigner, quand le régime et la sulfuration mettent fin à l'atonie.

Chaque source sulfureuse fait valoir, non sans raison, une vertu qui se rapporte à la fécondation; il est certain que le bain sulfureux est un des moyens les plus capables de faciliter l'évolution des jeunes filles, d'établir ou de ramener les fonctions périodiques. L'utérus est excité pendant la cure, il y a des pesanteurs et de la gêne; les maladies reparaissent quelquefois et s'apaisent bientôt; la menstruation est abondante, il n'est pas rare qu'elle avance ou revienne au milieu d'un traitement commencé deux ou trois jours après l'époque; jamais elle n'est affaiblie, à moins qu'il n'y ait eu exagération par atonie; souvent elle est normale et donne un sang plus riche, nous l'avons vue se rétablir après cinq ans, avec un retour de fraîcheur inespérée.

L'action du bain doit être encore plus surveillée, quand on craint une hémorrhagie, un excès de flux mensuel; mais dans l'aménorrhée par faiblesse et la chlorose, cette stimulation de l'utérus qui est utile, s'obtient mieux avec des bains frais. Quand tout se passe bien, et s'il n'y a pas d'autre empêchement, on peut se baigner à l'eau tiède le dernier jour de la menstruation.

Les malades qui fréquentent Allevard diront avec quelle facilité l'utérus obéit à la sulfuration; le stimulus qui pousse au travail mensuel peut l'augmenter, le régler, ou conjurer l'hémorrhagie, chez celles qui manquent de ton. La faiblesse et l'anémie entraînent la suppression, ou bien l'accroissement des règles; le soufre en ramenant l'utérus à l'état normal, provoque l'écoulement dans le premier cas, le modère dans le second, le régularise dans les deux. Cela vient-il du mouvement que la vie en commun, le changement, les distractions peuvent donner à la nutrition ? Il est certain que la conception est plus facile et plus fréquente à l'issue de la saison parce que l'eau sulfureuse guérit le catarrhe utériu, déblaie la voie en tarissant la sécrétion qui rend l'ovaire imperméable et met obstacle à la fécondation. L'eau sulfureuse ne satisfait point toutes les femmes qui aspirent à la maternité, loin de là, mais en augmentant les forces de l'économie, elle peut réveiller les organes génitaux et leur donner l'aptitude qu'ils avaient perdue. Les plaisanteries de mauvais goût ne manquent pas sur ce sujet si digne de réserve, et les eaux n'ont pas toujours l'honneur des cures qui leur sont dues.

CHAPITRE III.

MOYENS D'ACTION.

1° EAU, BOISSON, DOSAGE. Tous nos malades boivent l'eau d'Allevard, et les plus délicats en ont si vite l'habitude qu'ils en prendraient sans peine aux repas ; ils en abusent quand il fait chaud, et la regrettent en quittant la station. Ce goût si général tient, sans doute, à l'acide carbonique, à la fraîcheur, à la saveur de l'eau, peut-être au sentiment de bien-être qu'elle donne : les enfants la recherchent encore plus ; serait-ce qu'elle apaise mieux la soif que les autres boissons ? Il est certain que les animaux ont la même préférence.

Pour vaincre la répulsion que l'odeur exciterait, le premier jour, il suffit de boire peu à la fois, et d'espacer les doses, d'y ajouter le sirop de quina, de quassia, d'écorce d'orange, ou bien l'infusion ou le lait que l'on trouve à la buvette ; mais l'eau ne gagne rien aux additions, il ne faut la couper que par nécessité, pour la mettre à la chaleur voulue, pour graduer l'action de l'hydrogène sulfuré, pour éviter la révolte de l'estomac ; d'ailleurs, l'eau mélangée n'est pas plus agréable, on y renonce après quelques jours.

Les malades voyaient avec peine, il y a peu d'années, que les gaz abondants au Griffon étaient perdus à la buvette; aujourd'hui, on boit à la source, et on absorbe tous les gaz; il semble que ce soit une eau nouvelle, et différente; elle est blanche, quelquefois laiteuse, toujours fraîche, agréable, un peu mousseuse, et rappelant celle de Saint-Alban; j'aimerais mieux l'eau naturelle prise au puits sans pression ni frottement.

L'eau de la source qui plaît aux gastralgiques, serait froide pour un catarrheux; nous la donnons à 20 ou 25°, pour arriver aussitôt que possible à la température initiale, mais toujours par fraction de verre. Plus chaude et pourtant moins oxygénée, elle pèse comme une eau thermale, comme une tisane après ébullition; ingérée brusquement, ou en trop grande quantité pour être insalivée, elle occasionne du dégoût, des nausées, des pesanteurs, des gaz, et finit par purger. On le voit plus souvent lorsqu'on a bu le soir, peu de temps après ou avant les repas; l'eau potable aurait souvent le même effet.

On peut boire à la source, à l'établissement, au bain, ou dans sa chambre; les baigneurs qui ne marchent ou ne sortent pas, qui craignent l'air du matin, boivent dans la galerie; la source est fréquentée par tous ceux qui respirent librement.

Il est bon de se promener quand on a bu, pour aider la digestion; nous faisons alterner la boisson et l'inhalation, parce que beaucoup d'accidents sont des troubles apportés au courant que le soufre parcourt depuis l'estomac jusqu'à l'élimination par la peau et les muqueuses. L'origine des embarras intestinaux, est souvent un verre d'eau prise au moment des sueurs ou de la digestion.

Il vaut mieux boire à jeun, parce que l'absorption est plus facile, mais la fraîcheur invite plus au milieu du jour ; d'autre part, le malade ne boit pas toujours volontiers quand l'estomac est absolument vide, l'eau passe bien dès qu'il a pris un peu de lait, de bouillon, de café ; avec cette précaution, la même dose est mieux supportée le matin et fait couler plus vite les urines.

Il faut cesser de boire une heure avant chaque repas, et attendre que la digestion soit faite, ou bien avancée pour reprendre la boisson ; rarement on peut en user le soir sans inconvénient ; l'abstention est obligée toutes les fois que l'estomac sera mal disposé.

Il n'est possible de fixer ni la quantité d'eau qu'un malade prendra utilement, ni le temps exigé pour la saturation ; il doit savoir que le succès ne dépend point de ce qu'il boit, mais de mille circonstances qu'on peut rendre favorables ; il en est de l'eau sulfurée comme de tout remède n'ayant d'abord aucun effet sensible, mais pouvant tout à coup déterminer une vive réaction.

Arrêtons-nous un moment sur les doses : aux malades et aux médecins de toutes les eaux, je crois rendre un service en donnant le précepte formel de boire graduellement, et par minime quantité ; c'est le moyen de supporter la boisson, du premier coup, d'arriver sans peine au maximum, et d'obtenir le résultat le plus complet.

Ayant eu l'occasion et le temps d'expérimenter à

Bonnes, ou beaucoup d'accidents sont causés par l'abus, quelquefois par l'usage de l'eau, je vois depuis 15 ans, que les baigneurs soumis aux doses fractionnées, se plaignent rarement, et sont plus vite soulagés; ils arrivent aisément à six et huit verrées, ce qui est une exception, et n'éprouvent du dégoût qu'au moment de la saturation.

Je débute ordinairement par demi-quarts de verre, sans aller au delà du quart pour chaque prise, quels que soient le malade et la somme de l'eau qu'il prendra. Les personnes irritables, celles surtout qui ont la fièvre, ne prennent pour commencer que de petites cuillerées, avec lait ou sirop; bien souvent on regrettera d'avoir abusé de l'eau, jamais on ne se repent de procéder avec lenteur.

La progression des doses, le maximum et la durée ne peuvent être réglés que sur l'estomac; tous les jours on augmente d'un quart en s'arrêtant aussitôt que l'intolérance est annoncée par le dégoût, la nausée, les troubles digestifs. Interrogez le baigneur qui a du malaise, des maux de tête, des renvois, des vomissements, la diarrhée... à coup sûr vous apprenez qu'il force les prescriptions, qu'il a bu sans mesure, trop vite, ou trop à la fois.

L'eau prise à faible dose resserre ordinairement, et rétablit peu à peu la liberté du ventre, en assurant la digestion et le sommeil; elle amène plus vite la sédation; elle apaise la toux quelquefois subitement. Moins on boit à la fois, plus on peut boire; et compter sur le traitement.

La boisson par verrée ou demi-verrée, le premier

jour provoque ordinairement un embarras gastrique, un malaise qui se prolonge durant la cure, avec une excitation générale plus marquée sur l'organe faible. On espère par ce moyen balancer le travail morbide, et rendre l'économie solidaire du mouvement, c'est la décentralisation, mieux vaut dire perturbation.

Cette méthode contrarie l'action physiologique de l'eau qui renferme peu de sels neutres et ne purge que par indigestion. A la suite de l'abus occasionnant des troubles digestifs, on ne peut pas compter sur le résultat normal et parfait, la cure n'est pas régulière et n'arrive qu'avec peine à son terme; les victimes de la précipitation ne manquent pas.

Comme le soufre, la plupart des médicaments ont une action sédative quand on les prend à dose moléculaire ou fractionnée, ils en ont une différente ou contraire qui répond aux qualités massives; voyez le plomb, le mercure, l'arsenic, l'iode, les acides, l'alcool, le vin, la digitale; or les doses ne guérissent point sans quelque violence, tandis que l'action des faibles comporte la douceur, la persistance, et beaucoup d'estomacs ne peuvent accepter ni les remèdes forts, ni un régime succulent; aussi des malades tenus à la plus riche alimentation, qui allaient toujours s'affaiblissant, ont repris leurs forces, en réduisant le travail digestif, en devenant plus sobres; n'en est-il pas ainsi des eaux?

Gargarisme. — Le gargarisme ou bain de gorge, est l'application d'un liquide chaud, tiède, ou froid, sur la muqueuse buccale et pharyngienne, pour dissiper la rougeur, la cuisson, la fluxion, en soutirant l'excès du calorique.

Les baigneurs se gargarisent en agitant le liquide au moyen de vibrations bruyantes qui produisent le glou-glou; elles sont irritantes, inutiles, et ne permettent pas d'atteindre les parties que l'on veut modifier.

En faisant des mouvements de déglutition que l'on arrête au moment où l'eau va s'engager dans l'œsophage, pour habituer la muqueuse au contact du liquide, on éprouve une sensation de fraîcheur et de bien-être dans le pharynx; alors, la bouche ouverte en entonnoir peut admettre un grand volume d'eau qui baigne la cavité, de façon que la fraîcheur est ressentie par les cordes vocales, et bien au-dessous du larynx; la chose est facile, quand, après une longue aspiration, la tête un peu renversée, on chasse l'air par petits jets.

Avec le gargarisme prolongé, les personnes fatiguées par la lecture, ou la déclamation, par le chant, les éclats de voix, apaisent la cuisson, la douleur, la sécheresse de la gorge, elles avalent plus aisément et reprennent leur voix, en rendant aux organes la souplesse et la vigueur. L'ablution faite après l'exercice ou l'abus de la parole, prévient les maux de gorge, l'angine chronique et ses suites : injection, rougeur, granulations, varice, ulcération, dureté de l'ouïe ne résistent point à l'eau fraîche.

Des malades ont, au réveil, la bouche mauvaise, et rendent tous les matins des muosités sanguinolentes qui les effraient; le gargarisme et l'injection gutturale ont suffi pour rendre à la muqueuse la fraîcheur qu'elle avait perdue.

2° INHALATIONS. —Les bronches ne pouvant admettre que des gaz ou de la vapeur d'eau, l'inhalation est le modificateur, le traitement spécial des maladies qui atteignent le poumon ; elle s'adresse immédiatement à la muqueuse, comme à la peau, les lotions et les bains; mais, suivant que l'inflammation est aiguë ou chronique, les bronches perméables ou fluxionnées, l'inhalation peut être tiède ou froide.

A. *Inhalation froide.* — Avant la création des salles froides, quelques rhumatisants, pour apaiser leur toux, respiraient la vapeur des bains dans la galerie; on y portait des enfants, des asthmatiques; M. Sabran occupait en 1848 un banc de paille qu'on voit encore; plus tard, on profita de la vapeur qui sortait des ouvertures pratiquées dans la porte des bains. Cet essai remonte à la construction de l'hôtel principal. Voilà bien la pensée de l'aspiration chaude; mais la froide imaginée par M. Niepce, élaborée, encouragée par une commission de médecins lyonnais, dut à cette initiative la première salle que je trouvai en 1857, c'est-à-dire la meilleure application qui soit faite des eaux sulfurées. Nous avons aujourd'hui sept salles froides, et j'espère qu'il n'y a rien de trop.

L'air des salles renouvelé pour maintenir une atmosphère accessible à tous les baigneurs, est saturé par les gaz que l'eau dégage à la température de la source; un beau jet qui va se briser à la cuvette du

4.

plafond, retombe très-divisé dans un bassin supérieur dont le trop plein se partage et se pulvérise, en jaillissant sur des vasques superposées, plus larges vers la base, et coule sous le parquet dans un réservoir qui continue l'évaporation.

L'eau est si bien coupée, que l'entourage du bassin est inondé d'une poussière fine visible par réfraction. Il a été constaté par MM. Pérouse et Baron, que le jet parvenu à la fin de sa course laisse à l'air 95 % de son hydrogène sulfuré, tandis que, suivant M. Reveil, la pulvérisastion d'Enghien ne fait perdre à son eau que 40 %.

Dans toutes nos salles froides, l'atmosphère est sulfureuse au point de ternir les pièces contenues dans un porte-monnaie; elle noircit l'argent, le plomb, le cuivre, et je conseille de n'y pas porter de bonnes montres. En aspirant, chacun se livre à la conversation, à l'étude, à l'écriture, au travail qui lui convient; cependant, toute application, la lecture un peu sérieuse est suivie de fatigue, aussi bien que les séances prolongées. On conseille mal à propos de parler, d'ouvrir la bouche en faisant de longues aspirations; cet exercice laborieux et sans profit serait impossible à beaucoup de malades, car les plus faibles sont déjà fatigués étourdis par le bruit des conversations, des portes, du jet d'eau; c'est le silence qu'il faut encourager.

L'inhalation n'est pas moins avantageuse au milieu de l'été, quand l'air est altéré par l'affluence des malades, par les odeurs et les parfums de toute sorte; cet inconvénient est compensé par les sueurs qui aident beaucoup à la résolution des pulmonaires, mais dans les réunions trop nombreuses, le manque d'air et la chaleur occasionnent du malaise et ne permettent que des séances limitées, il en serait de même dans toutes les assemblées.

L'odeur mêlée à l'eau sulfhydrique est désagréable, mais point malsaine, il serait impossible d'y puiser un germe de maladie ; les nouvelles salles ont mis fin à ces appréhensions.

L'inhalation froide, qui constitue la spécialité sans rivale d'Allevard, est de tous les moyens de sulfuration le plus direct et le plus sûr ; elle est exempte de danger, même pour les fiévreux et les sujets débiles qui ne supporteraient ni le bain, ni la boisson ; avec elle il ne faut pas désespérer, dans les cas où les eaux ne sont plus conseillées. Quand je suivais ce traitement en 1857, on comptait les malades qui se rendaient à l'inhalation, la plupart avec peu de foi ; maintenant on y reçoit 3 et 400 malades par jour. Il n'y a pas en France d'inhalation qui lui soit comparable ; dans toutes celles qui l'ont imitée, l'atmosphère est peu sulfurée, l'eau trop chaude, le pays froid, la source est irritante ou manque de fixité ; il a fallu y renoncer à Bonnes, parce qu'il n'y a pas assez d'acide sulfhydrique ; on ne fait au Mont-Dore, comme à Aix, que l'aspiration chaude ; ailleurs on est réduit à l'eau pulvérisée ; ici, tout est réuni ; le mode est à la fois complet, simple, naturel, c'est un jet de la source même qui charge l'air d'hydrogène sulfuré, aussi pas un malade ne doit y renoncer tant qu'il peut se mouvoir ou se faire porter.

L'inhalation de Marlioz est aussi froide, mais l'eau

en est sodique, moins sulfureuse et moins carbonique; si peu stable qu'elle perd son odeur à l'air et qu'elle est faiblement sensible aux réactifs. Suivant M. Delioux, les papiers à sels de plomb ne se colorent pas plus dans les salles de Marlioz que dans notre galerie des bains; enfin, l'eau partagée ne peut plus suffire à deux salles ; celles-ci, spacieuses, bien disposées, avec des siéges confortables, sont des modèles à imiter : il n'y manque, dit-on, que la source d'Allevard.

Quelques personnes supportent l'inhalation une heure ou deux le premier jour; d'autres, en commençant, ne peuvent pas y rester cinq minutes; on y passe ordinairement deux et trois heures chaque jour. L'hydrogène sulfuré ne serait point à haute dose absorbé sans inconvénient; il est au moins inutile d'aller jusqu'aux effets toxiques. Je prescris cinq minutes au début, quelquefois une ou deux; pour appliquer utilement, et à coup sûr, les aspirations froides, il faut savoir que les séances courtes calment souvent la toux, l'agitation, l'état nerveux, les palpitations, qu'elles font baisser le pouls, tandis qu'en les prolongeant, on précipite le mouvement circulatoire, on ramène la douleur, l'irritation des bronches, l'oppression, la congestion.

Les personnes ayant des palpitations ne les sentent point dans les salles quand elles bornent leur séjour à quelques minutes; chez une jeune chlorotique, j'ai dû m'en tenir plusieurs jours aux inhalations d'une minute; elle arrivait sans peine à la demi-heure vers la fin du traitement.

L'inhalation trop longue provoque de l'ardeur et

des picotements aux paupières, au pharynx et aux fosses nasales, dans les sinus frontaux, le larynx ou la trachée; elle occasionne de la soif, de l'amertume, de la sécheresse avec serrement de gorge; d'autres fois, c'est un embarras de la respiration, des battements du cœur, de la toux, de l'oppression, ou bien de la pesanteur à la région sus-orbitaire, aux tempes et au front plus rarement à l'occiput; des douleurs aux épaules, vers les grands pectoraux, au-dessus du genou, dans les jointures; une fatigue générale avec brisement des membres inférieurs; bourdonnements, céphalalgie ou somnolence, un état névralgique, un vertige ébrieux que l'on dissipe à l'air, ou bien avec un peu d'eau sur le front; plus on est irrité, moins la séance doit être prolongée; comme exception, je me rappelle qu'une malade, fort sujette à la migraine, en était délivrée dans les salles.

Alors même qu'il est fatigué pendant l'inhalation, le malade éprouve du bien-être en sortant du milieu sulfuré; il respire avec plus d'ampleur; un tiers de ceux que j'ai questionnés avaient, après quelques instants, la sensation que produit sur le point enflammé une substance émolliente; quelquefois la toux cède immédiatement, et ce n'est point la séance prolongée qui soulage le plus.

Si la toux est sèche ou fréquente, s'il y a de l'ardeur à la gorge, de la chaleur ou de la fièvre, l'inhalation tiède réussit mieux pour combattre l'état aigu; dans tous les cas, elle prépare aux salles froides qui sont de beaucoup plus actives et moins dangereuses.

Nous y envoyons tous les malades qui n'ont pas

d'irritation, les catarrheux exempts de fièvre ou d'état aigu, les asthmatiques, les tuberculeux, enfin tous ceux qui peuvent les supporter ou qui redoutent la chaleur de l'étuve et la transpiration.

L'inhalation est plus salutaire le matin; on s'y trouve moins bien dans l'intervalle des repas, après un exercice et dans toutes les circonstances qui activent la circulation. L'air des salles contient le soir moins d'oxygène et beaucoup d'acide carbonique; alors une moindre séance amène la fatigue et les douleurs de tête.

Quand on a fréquenté l'inhalation quinze ou vingt jours, les crachats ont une réaction franchement alcaline et contiennent une quantité de soufre appréciable (Rotureau); le soufre, déposé en molécules sur la muqueuse, subit des transformations; il passe dans l'urine à l'état de sulfate; l'hydrogène sulfuré se retrouve dans les crachats, la sueur et l'air expiré.

L'utilité du sulfureux ne saurait être contestée dans l'herpétisme et les maladies chroniques du poumon; mais si l'eau prise en bains et en boisson modifie heureusement la muqueuse aérienne, quelle n'est pas son efficacité quand le principe actif arrive directement sur la partie souffrante? Les salles d'inhalation, dans un temps peu éloigné, absorberont l'importance des eaux sulfurées pour la médication des pulmonies.

Au même point de vue, l'appareil de Sales-Girons nous semblait un progrès; il réduit l'eau sulfureuse à une extrême division. Mais que devient cette eau? Elle perd 40 pour cent de sulfure, d'après M. Réveil, et se charge de vapeur en perdant son oxygène. L'eau Bonne pulvérisée se refroidit et n'a plus qu'un tiers de son acide sulfhydrique. Le poudroiement doit être sans effet, suivant M. Briau, parce que le larynx ne reçoit pas les liquides irritants, les réactifs n'accusant point le soufre dans les poumons. D'autre part, les conclusions de M. Demarquay ne laissent aucun doute sur la pénétration de l'eau pulvérisée ni sur la conservation de ses propriétés. Le docteur Champouillon reconnaît qu'elle pénètre au moyen de certaines manœuvres; mais tout liquide pulvérisé s'altère et se refroidit au point que l'eau chaude ne fournit jamais qu'une poussière froide, qui provoque ordinairement la toux, le coryza, l'angine, l'hémoptysie, au point que des animaux soumis à cette action succombent en deux jours à la pleuro-pneumonie. En effet, je croirai difficilement que la poussière d'eau ne s'accumule point dans la trachée en gouttelettes qui exciteront une toux convulsive. On a peut-être exagéré l'importance du poudroiement; il faut souvent renoncer aux inventions pour s'en tenir aux éléments que fournit la nature; le nombre des instruments atteste moins la puissance de l'art que les efforts de l'industrie.

B. *Inhalations chaudes.* — Quelques rhumatisants, pour se débarrasser de l'aphonie, aspiraient à l'ouverture pratiquée dans la porte des douches. Telle fut l'origine de ces étuves où la vapeur est ménagée pour obtenir tous les degrés voulus.

Si l'aspiration froide est sans danger, il n'en est pas toujours ainsi des chaudes, sur lesquelles il convient d'édifier les médecins et les malades qui en abusent.

En abordant les eaux d'Allevard, je fus frappé du conseil de M. Rocour : « Méfiez-vous de l'aspiration « chaude qui peut faire beaucoup de mal... » Il avait bien raison. Je ne saurais assez recommander la prudence au sujet de cette médication, à laquelle je confie, sans hésiter, la guérison des rhumes, de la bronchite aiguë, souvent celle des laryngites, de l'aphonie, quelquefois celle de l'asthme. Ce n'est donc pas l'inhalation que je redoute, mais l'abus; elle est un vrai danger pour le phthisique dans les affections où le tissu pulmonaire est engoué, congestionné, de façon à gêner la respiration, en un mot, quand il y a de l'oppression, de la fièvre ou des hémoptysies.

Toutes les femmes, tous les hommes non plus ne la supportent point; cela dépend de l'état du poumon plus que de l'âge et de la force; elle peut donner des sueurs, de l'oppression, le vertige, la syncope, la fièvre; et la fièvre, pour certains malades, c'est la fluxion, l'hémoptysie, l'éruption tuberculeuse, qu'il n'est plus temps, qu'il est au moins difficile d'arrêter.

Établissons d'abord une sérieuse distinction entre les inhalations tièdes et les chaudes, en insistant sur ce point que les bienfaits de cette méthode ne sont pas directement proportionnés à la température.

1° Dans l'inhalation chaude ou sudatorium, il faut considérer la vapeur d'eau, sans compter beaucoup sur le soufre, qui disparaît en grande partie; c'est pourquoi on a mis dans l'étuve un petit jet d'eau froide sulfureuse; 2° l'air y est dilaté, un peu désoxygéné, par conséquent moins propre à la respiration; 3° la vapeur agissant sur la muqueuse et sur la peau, l'attention est nécessaire pour diriger un malade faible, pour graduer la chaleur de l'étuve sous peine de l'appliquer à contre-sens.

Le sudatorium est le bain de vapeur ordinaire à 40, 45 et 50 degrés comme au Mont-Dore avec un peu d'hydrogène sulfuré. Le malade, vêtu légèrement, y passe vingt-cinq à trente minutes ; il transpire abondamment, et se fait porter dans un lit chaud, pour achever la sudation qui se prolonge quelquefois beaucoup et qu'il faut surveiller ; elle brise les forces et peut congestionner les poumons ou la tête; on prévoit ce qui en résulterait pour un phthisique.

Le sudatorium est une prompte et sûre médication pour les hommes vigoureux qui peuvent opposer assez de résistance à l'effet du calorique et des sueurs; il est utile dans l'herpétisme et l'arthrite rhumatismale ou goutteuse, quelquefois pour l'angine, l'enrouement; il réussit moins aux personnes amaigries, qui ne transpirent pas impunément ou qui sont oppressées; on le défend toutes les fois qu'il existe de l'engouement ou un travail hétérogène dans le poumon; il serait dangereux de se tromper à cet égard; la congestion pulmonaire est d'autant plus menaçante qu'il y a moins de vitalité.

Avec la douche et le sudatorium de 50 degrés j'ai pu arrêter l'obésité fort gênante d'un homme jeune et vigoureux, en réduisant son poids de vingt livres.

Les sujets faibles seraient vite épuisés par la chaleur et le vide relatif qui gêne la respiration; il faut donc en éloigner tous ceux qui ont des palpitations ou des hémoptysies.

Les malades soumis à l'inhalation sont sensibles au froid et redoutent les courants d'air ; ils devront se faire transporter, même en sortant du tepidarium, toutes les fois qu'il pleut quand la sueur est provoquée; il serait bon de remplacer le linge ordinaire par la flanelle, et d'établir comme annexe de l'étuve, un cabinet où le baigneur s'arrèterait pour ménager la transition.

Les étuves sont bien moins fréquentées à mesure que la clientèle d'Allevard se dessine plus nettement.

2° Dans l'inhalation tiède ou tepidarium, la chaleur n'est guère plus élevée que celle d'une chambre ; l'air en est doux, faiblement imprégné de vapeur, et ne fatigue point; on ne cherche pas à transpirer, seulement un manteau de bain préserve de l'humidité.

Le tepidarium s'adresse à la bronchite aiguë, à l'enrouement, à l'aphonie, au coryza; je l'emploie dès que la toux, la douleur ou la sécheresse de la gorge se font sentir, et je complète son action par un bain de pieds.

Presque toujours, le malade atteint de laryngite est soulagé par cette inhalation; la vapeur en humectant les bronches, calme la toux, modère la cuisson, et n'a pas l'inconvénient des aspirations chaudes; elle enraye la bronchite qui débute, et dispose à supporter les salles froides qui ont plus d'efficacité. Quelques jours ont suffi pour guérir des malades complétement privés de voix depuis longtemps, d'autres fois nous avons aidé la médication par l'électricité.

Au delà de 28 ou 30 degrés, la vapeur excite la fluxion de la muqueuse, de la peau, et laisse un affaissement très-marqué chez les personnes faibles. Cette médication, bienfaisante pour la bronchite aiguë, ne saurait convenir aux pulmonies ; il faut donc prévenir les malades qui s'efforçant de supporter une chaleur trop élevée pour leur état, se plongent volontiers dans l'atmosphère qui provoque la sueur, des vertiges, des congestions.... ; ils ne souffrent pas toujours dans la salle et c'est ce qui les encourage, mais ils s'en trouvent plus mal après, et sont plus faibles chaque jour. Je me souviens d'une jeune dame qui fut prise de syncope dans l'étuve, et l'accident n'était point rare il y a quelques années.

L'indication des salles tièdes me semble comporter une certaine précision : quand vous avez un rhume, une bronchite, un catarrhe, une simple laryngite, en un mot, une maladie superficielle de la muqueuse, exempte de fièvre et laissant à la respiration toute sa liberté, la vapeur est bien supportée, elle apaise la toux, la cuisson, la chaleur, l'état aigu, et soulagera sans inconvénient.

Mais s'il y a pneumonie chronique, si le tissu pulmonaire est affecté, dense, congestionné, s'il contient des amas néoplasiques, la respiration, n'étant pas libre, sera plus gênée dans un air chaud, chargé de vapeur, et n'ayant point la proportion normale d'oxygène. Dans ce cas la difficulté de l'hématose amène l'oppression, la sueur, la syncope, la congestion et les suites qu'on prévoit, le saignement du nez, l'hémoptysie... Il y a là un danger certain, imminent, et pas de bénéfic pour compensation. La vapeur ne remplace point l'atmosphère sulfurée, elle ne peut pas guérir une affection, je ne dis pas une maladie, qui réclame les sulfureux.

L'aspiration tiède est utile, nécessaire, quelquefois la seule possible, quand l'émission de la voix devient pénible, quand l'aphonie est accompagnée d'ardeur, de cuisson, de douleur. En réveillant les fonctions de la peau, elle amène une prompte détente; aussi la voix est plus sonore et plus facile dans l'étuve, mais l'inhalation froide vaut mieux toutes les fois qu'on la supporte; son action est plus efficace, plus durable, et tandis que la vapeur adoucit la sécheresse de la gorge, les salles froides réalisent la médication sulfureuse effective d'Allevard; il y a partout de la vapeur, on ne trouve nulle part les aspirations froides.

3° *Bains*. — « J'estime le bain salubre, et crois que « nous encourons nos légères infirmités, pour avoir « perdu l'habitude observée au temps passé, en toutes « les nations, et encore en plusieurs, de se laver le « corps tous les jours, et ne puis imaginer que nous « valions mieux de tenir ainsi nos membres et nos « pores estoupés de crasse. » (Montaigne.)

Le bain, qui fait partie de l'hygiène, est en thérapeutique une ressource précieuse; il tient aux médications émolliente, sédative, antispasmodique, et produit sur l'organisme des effets que nul autre moyen ne peut réaliser, aussi voit-on peu de malades qui n'y trouvent du bien-être. « Le bain, dit Hufeland, écarte un grand nombre de maladies, fortifie les constitutions, et peut enfin prolonger la vie. »

Les anciens, qui estimaient la propreté à l'égal d'une vertu, pratiquaient de fréquentes ablutions dans le fleuve ou le torrent; aux bains frais succédèrent les thermes qui, peu à peu, s'éloignèrent de leur but, en devenant une école de mollesse, et perdirent leur importance quand l'usage du linge se répandit. La société moderne n'a plus le temps de se baigner; il est vrai que les établissements n'ont jamais été plus nombreux, mais ils n'ont qu'une saison, et, sans doute, les lotions hygiéniques diminueraient beaucoup les bains médicinaux.

Le bain nettoie la peau, l'assouplit, la rend perméable ; il entraîne les débris qui gênent les fonctions ; il apaise la chaleur et facilite les mouvements de la circulation. Le liquide qui imbibe et gonfle l'épiderme est absorbé en petite quantité, au moins dans l'état normal, car les infiltrations augmentent quand la peau a perdu son ressort. (Dr Turck.)

L'absorption de l'eau minérale par les téguments est peu sensible, la fatigue et la pression barométrique la favorisent, elle est à près nulle au moment de la transpiration. Après un bain à 32 degrés, on retrouve dans l'urine la trace des corps solubles qui étaient en suspension, mais l'épiderme reste fermé à certaines substances plus actives, comme l'iode, le sulfate de fer, le chlorate de potasse, etc. ; les principes colorants de la rhubarbe ne sont pas absorbés après deux heures d'immersion ; il n'en passe pas un atome dans l'urine, on les retrouve quand ils sont introduits par une autre voie. L'atropine, la digitaline et les autres poisons végétaux ne sont pas plus soumis à l'absorption ; le docteur Berne s'en assure en plongeant de petits animaux dans une solution concentrée de strychnine.

L'urine est claire après le bain tiède; alors même que son augmentation n'est pas sensible, elle est plus dense, et la proportion de l'urée diminue quand la transpiration élimine une partie du liquide absorbé. En général, on voit changer sa réaction; elle est neutre ou alcaline alors qu'elle était acide; on la trouve plus souvent acide après les bains alcalins. La quantité d'urine est relative à la pression du liquide, à l'absorption, à l'abaissement du mouvement circulatoire.

A. Le bain sulfureux est un mode complet d'inhalation, il donne la vapeur qui manque à l'aspiration froide, et l'hydrogène sulfuré que la chaude a perdu. Toutefois, la peau absorbant peu de principes sulfureux, la plupart de ses effets sont ceux du bain ordinaire et dépendent de la chaleur.

Le bain sulfureux excite, quand il est chaud, il produit sur toute l'économie, et plus encore sur la partie lésée, un surcroît de vitalité qui pousse et rajeunit les affections susceptibles de guérir par la stimulation. Pour ce motif, le bain chaud ne convient pas, tant qu'il reste de l'acuité, de la pléthore ou de la fièvre; l'excitation qu'il produit est suivie d'un affaissement proportionné à la faiblesse du malade.

On ne pourrait fixer d'avance ni le nombre des bains ni la température, car la sensibilité varie suivant le temps et l'état de la peau. Tous les convalescents, les sujets faibles ou nerveux, trouveraient froid un bain trop chaud pour les personnes fortes ou grasses. Il est des jours où nous sommes trompés sur la chaleur de l'eau, le thermomètre indiquant un degré qui n'est pas apprécié ; il faut s'en rapporter encore plus à la sensation qu'à l'instrument, et ne prendre jamais un bain sans le toucher.

B. Le bain très-chaud (40 à 45 degrés) détermine une rubéfaction générale, une congestion très-active des capillaires cutanés, il est donc révulsif, à large surface ; mais, en raison de son énergie, on ne peut guère l'employer qu'aux membres inférieurs.

C. Le bain chaud (36 à 40 dgrés) rougit la peau, l'injecte et la couvre de sueur ; il active la circulation et, secondairement, tous les actes sécréteurs ; en imprimant aux humeurs une force d'expansion qui congestionne les téguments, le cœur, les poumons et le cerveau. Quelquefois il faut prévenir le vertige avec l'eau froide ou le pédiluve. On peut ainsi détourner un mouvement fluxionnaire ; mais l'eau étant plus chaude que le sang, à la suite de la poussée, vient un effort contraire, et l'action définitive est l'affaiblissement. Ce bain laisse de l'oppression, de la céphalalgie, de la fatigue, des rêvasseries ; en déprimant la calorification, il épuise les malades qui ne peuvent pas fournir à la dépense des sueurs.

Le bain chaud, dans lequel il faut toujours considérer le soufre, convient aux sujets vigoureux qui ne redoutent point les congestions, aux scrofuleux, aux lymphatiques atteints d'engorgemects, de vieilles plaies, de maladies des os qui cèdent mieux à la chaleur qu'au soufre ; il réussit aux rhumatismes lorsque le cœur et le cerveau ne sont pas compromis.

D. Dans le bain tempéré (30 à 35 degrés) l'impression est agréable ou indifférente, on peut le prolonger beaucoup plus que les froids et les chauds, il abaisse le pouls et produit une sédation d'autant plus réelle qu'il n'y a pas de réaction, il est donc applicable aux phlegmasies aiguës. Rien ne peut égaler le bien-être qu'on y trouve au moment de la fièvre et dans les affections des organes abdominaux. C'est le seul que l'on peut conseiller aux personnes débilitées. Ayant la fièvre jaune à l'hôpital de Fort-de-France, je passai plusieurs heures de la nuit dans un bain tiède, ou je trouvais un calme relatif, j'en ai gardé le souvenir, et plus d'une fois j'ai obtenu par ce moyen une détente favorable à la résolution des maladies aiguës.

Nous recevons des malades auxquels on défendait toute espèce de bains, par exemple, ceux qui souffrent du larynx; la prudence est ici exagérée, car le bain sulfureux n'affaiblit pas comme les autres, et l'immersion jusqu'à la bouche les soulage, quand ils respirent librement; il suffit d'obtenir la chaleur convenable et d'éviter le froid. Pour ceux qui sont oppressés, on a toujours la ressource des demi-bains.

Nous avons constaté qu'un bain à 35 degrés, la chambre étant à 25, se refroidit à peine d'un degré pendant une heure.

E. Avec une température inférieure à celle du sang, le bain tiède, 25 à 30 degrés, donne une sensation de fraîcheur et d'énergie; c'est celui qui réussit le mieux dans toutes les maladies chroniques de la vessie et de l'utérus, l'hystérie, les névralgies, certains troubles menstruels, etc.

F. Le *bain frais*, 20 à 25 degrés, soutire plus de calorique, et nous laisse une impression de froid et de vigueur. Il calme quand il dure peu; si on veut le prolonger, il tonifie, resserre et pâlit la peau ; il ralentit les mouvements du cœur en augmentant l'urine et les autres sécrétions. Ce bain peut modifier les tempéraments lymphatiques ou scrofuleux ; on le prescrit aux enfants pâles, chétifs, peu développés, aux femmes impressionnables affaiblies par les pertes ou l'irrégularité de la menstruation, par la vie sédentaire et factice des villes. Il ne s'accorde pas avec la médication sulfureuse et ne trouve guère d'application dans le catarrhe pulmonaire.

En prescrivant ce bain, il importe beaucoup de limiter le temps ; la résistance est incertaine chez les vieillards et les enfants; on doit leur éviter toute espèce de fatigue; il pourrait en résulter une hyposthénie sans ressource, une fluxion vers l'organe affecté.

Il est très-essentiel de surveiller l'action des bains, surtout quand il s'agit d'une affection de la poitrine. Les malades n'en prendraient pas utilement plus de 20 ou 25 ; on est souvent forcé de les suspendre ou de les réduire. Les pulmoniques se baignent peu ; mais, ceux qui ne craignent pas la pression du liquide y trouvent une sensation de bien-être qui fait tomber le pouls et dispose au sommeil; avec des précautions, je leur donne au moins un bain pour amener la sédation et rétablir les fonctions de la peau, comme préparation du traitement, j'en ordonne autant qu'on peut en prendre utilement, et les remplace au besoin par le bain de siége et le pédiluve.

G. La promenade est ordonnée par le bain de mer ou

de rivière, mais ici nous devons chercher la sédation ; l'exercice amène une perturbation générale et met la peau dans un état de turgescence qui augmente dans l'eau chaude et repousse l'absorption. Après un bain, la fatigue excite la sueur et déprime les forces, tandis que l'air contrarie l'expansion des humeurs et crispe les téguments devenus plus sensibles. Une transition lente est nécessaire après le bain; il est bon que ses effets se prolongent, s'épuisent dans le calme et sans air, que la chaleur se développe lentement, à mesure que la peau perd son extrême sensibilité ; on ne doit pas sortir avant que la moiteur ait disparu. Si vous allez à l'air en sortant de la rivière ou de la mer, si vous faites la réaction après les manœuvres de l'hydrothérapie, le bain chaud exigera une conduite tout opposée ; pour ce motif, je ne donne pas un bain sans conseiller le lit, au moins la position horizontale, et cette précaution favorise beaucoup la tolérance du bain.

Il n'est pas avantageux de mitiger le bain, si ce n'est pour les sujets disposés aux maladies du cœur, auxquels conviennent mieux les demi-bains. En les affaiblissant vous prévenez une douteuse excitation, mais vous atténuez l'action du soufre ; on pense moins à corriger les eaux quand on étudie mieux les besoins du malade, quand on règle l'hygiène et la médication. Toutefois, pour les dartreux, il n'est pas indifférent de se plonger dans l'eau pure ou mélangée, dans l'eau tiède ou l'eau chaude, suivant qu'on se propose la sédation ou la poussée. L'eau douce convient seule dans l'état aigu ; la chaleur et la sulfuration modifient plus sûrement les maladies chroniques.

L'acide sulfhydrique étant anesthésique à faible dose, le bain sulfureux est plus facile à supporter que le bain simple, il est rare qu'il n'ait pas un bon effet quand on s'y trouve bien; on peut en user pour combattre les maladies chroniques indolentes, et, pour juger de ce moyen, il suffit de considérer les cures obtenues dans les stations où la richesse minérale est compensée par l'abondance et la thermalité. Ces sources très-recommandables sont condamnées par leur faiblesse à la longueur des applications, et nulle part on ne réussit mieux, comme à Loesch.

L'eau prise tout d'abord avec le bain peut donner trop d'excitation, quand on éprouve encore la fatigue du voyage, il vaut mieux arriver graduellement à l'ensemble des moyens, après avoir apaisé l'éréthisme nerveux.

Les asthmatiques, les malades atteints de palpitations, doivent se mettre au bain lentement pour graduer la pression du liquide; rester quelques instants sur le bord de la baignoire, les pieds pendants sous le jet chaud, s'immerger peu à peu jusqu'à la base de la poitrine, s'arrêter quand l'oppression est imminente, et se tenir au niveau qui laisse à la respiration toute sa liberté. On peut encore fixer la tête au bord de la baignoire et soutenir le poids du corps à moitié flottant; mais c'est plutôt par le bain de siége ou le demi-bain qu'ils doivent commencer. Il produit une lente révulsion, en épargnant aux organes pectoraux la pression douloureuse opérée par un milieu trop dense.

Pour se baigner dans les meilleures conditions, le malade se lève de bonne heure; vêtu de laine, il se fait porter, où il sort enveloppé, la bouche et le nez couverts, pour éviter l'air du matin; il quitte ses vêtements, et, s'il est sensible au froid, garde son gilet de flanelle; ayant bien reconnu la chaleur de son eau, il s'assied sur la baignoire ou se tient debout pour détourner la congestion de la poitrine ou de la tète; il se place lentement, s'arrête au point où commence l'oppression, et peu à peu, s'immerge jusqu'au cou, si c'est possible, alors on couvre la baignoire, en laissant un espace qui permet d'aspirer la vapeur et les gaz; il se livre à quelques mouvements de massage et de friction avec un sac de son ou une éponge, en maintenant la tète fraîche, il peut boire un peu d'eau, et prolonger le bain suivant l'indication.

Pour en sortir, on se fait frictionner avec un linge chaud recouvert de flanelle, on s'habille promptement pour prendre, s'il faut, un pédiluve, et se coucher, dans un lit chaud, sans chercher à transpirer. On se lève après une heure de sommeil ou de repos, mais avant de quitter la chambre, il faut s'habituer à la température extérieure, et pendant le jour, éviter la fatigue, les courants d'air et tout ce qui peut arrêter le mouvement vers la périphérie. On sèche mieux avec un peignoir de flanelle, comme à Lyon, la seule ville où l'on comprenne la sortie du bain. Que de rhumes on éviterait pendant l'hiver avec des précautions!

Le bain agit par absorption, par sédation des nerfs, mais encore plus par la sympathie, la solidarité qui unissent les téguments et les muqueuses; en effet l'oxygénation est plus complète, on respire mieux, quand la peau fonctionne bien; la congestion bronchique est à craindre aussitôt que son action est entravée, la transpiration supprimée. La sympathie fait comprendre l'effet du bain sur les muqueuses digestive et pulmonaire ; on cherche quelquefois la cause d'une rechute, d'une angine, de rhume, de la diarrhée, de la fatigue à la suite du traitement, elle est dans la répercussion, dans le froid que la peau a subis après un bain ; ce qui arrive plus souvent aux malades qui ne se couchent pas.

Le bain, qui calme et fortifie, peut avoir un effet contraire s'il est trop chaud, trop prolongé ; le malade épuisé se réchauffe avec peine, sa démarche est mal assurée, il manque de réaction. La prudence veut donc que la température soit mesurée aux forces du baigneur, aux efforts qu'il peut supporter dans un but thérapeutique ; mieux vaudrait se tenir en deçà que de le dépasser.

Une série de bains finit par exciter ; la tolérance varie beaucoup, il y a des susceptibilités qu'on ne peut vaincre, mais les malades qui se couchent après le bain n'ont jamais la voix rauque, s'enrhument peu, supportent mieux le traitement, et sont moins éprouvés au moment du retour. Les personnes débilitées, les enfants, les vieillards sentent plus le besoin de repos ; l'indication est absolue quand le temps se refroidit, quand on a de la faiblesse dans les jambes, de la céphalalgie ou de l'agitation.

H. *Bains prolongés.*— L'emploi n'en est pas commun ; cependant l'effet du bain étant jusqu'à un certain point relatif à sa durée, il est de toutes les médiations, la plus antiphlogistique et serait indiqué dans le cours des maladies chroniques, des glandes et des os, des téguments, de la vessie; dans les engorgements strumeux lymphatiques ou goutteux, l'arthrite et le rhumatisme. L'immersion prolongée devient émolliente; elle abaisse le pouls, calme la dysurie et les douleurs lombaires; on le prescrit dans le catarrhe vésical, l'incontinence, l'hématurie; on rend l'eau alcaline pour les goutteux, on ajoute du sel marin quand il s'agit de lymphatisme.

I. *Demi-bain.* — Le demi-bain que l'on néglige trop remplit une indication très-commune à Allevard; un grand nombre de malades ne pourraient pas se plonger dans l'eau chaude sans s'exposer à l'oppression, à la toux, aux fluxions vers la poitrine. Les asthmatiques sont mieux dans le demi-bain qui, évitant la pression du thorax, ramène la chaleur vers le bassin et les extrémités. Il est utile aux femmes pâles, mal réglées, en dirigeant vers l'utérus l'effort du sang qui se portait à la tête ou aux poumons, surtout après une suppression; il est sans inconvénient pour les baigneurs qui éprouvent des palpitations.

J. *Bain de siége.* — Le bain de siége ne remplace point le demi-bain; il exige une position très-incommode qui engourdit les jambes et mouille les vêtements; les calculeux, les malades qui souffrent des entrailles, des reins ou de la vessie, en font un usage fréquent, il s'applique encore mieux à la thérapeutique de la femme à la température de l'eau froide, il trouve son emploi dans certaines hémorrhagies par anémie ou par faiblesse.

K. *Bain de pieds.*—Le pédiluve sulfureux intervient avec fruit dans le traitement des maladies chroniques;

il est bien préférable, on vient en aide aux bains quand le temps se refroidit, quand on a de la toux, de l'oppression, des phénomènes cérébraux; en ramenant la chaleur aux extrémités, il fait cesser une indisposition fréquente chez les catarrheux et prévient les fluxions. Il délasse et dissipe la céphalalgie occasionnée par la chaleur, le bain, la douche, l'inhalation; les femmes ne peuvent pas en user indifféremment, sans s'exposer à augmenter, avancer, prolonger les fonctions périodiques.

Le pédiluve est en général plus rationnel après qu'avant le bain. Le préventif, quand il n'a pas d'indication précise, est inutile et ne dispense pas de celui qui serait nécessaire après le bain; quelquefois il est pris légèrement et produit un résultat contraire à celui qu'on propose. Émollient quand il est tiède, s'il est trop chaud, il réagit par un effet comparable à l'ébullition, par un accroissement de chaleur générale, une excitation qui se propage à l'organe faible; aussi, bien des malades lui attribuent des céphalalgies, des sueurs, des troubles nerveux qu'ils pourraient éviter; on l'accuse d'altérer la vue, de fatiguer la tête, etc.; avec l'eau tempérée, chauffée graduellement, on attire vers les pieds une fluxion qui dure plus longtemps et n'agit point sur la circulation. L'immersion doit finir quand la moiteur est déclarée; mais il est bon de laisser le malade au repos avant de l'exposer à l'air, sous peine de provoquer la fluxion qu'il faut détourner. Les médecins du Nord redoutent plus que nous l'impression du froid après un pédiluve et le donnent avant le coucher. C'est une bonne précaution qui perd son but durant l'été.

Le froid des extrémités accuse la faiblesse, le défaut de circulation, l'imminence d'une fluxion ou de la fièvre. On ne voit guère en hiver un catarrheux qui n'ait les pieds froids, et ce n'est pas seulement une souffrance, mais encore un obstacle à la guérison; dans ce cas on peut donner chaque jour un pédiluve, en prolongeant son action par les frictions d'alcool camphré, par un mélange de chaux et de sel ammoniac, ou bien par la chaleur du lit. Je ne sais pas de meilleur moyen contre la toux et l'insomnie qui sont les résultats du froid.

4° Bains aromatiques. — La décoction aromatique est faite avec un mélange de thym, romarin, mélisse, baume, sarriette, origan, lavande, sauge, marjolaine, menthe, serpolet, etc. Toutes ces plantes ont une odeur agréable et pénétrante, une saveur forte, piquante, chaude, astringente, un peu amère; la stimulation qu'elles portent vers les centres nerveux et circulatoire, détermine à la peau ce que font les condiments sur l'estomac.

Ces qualités dues au principe odorant, à l'acide benzoïque, à la résine des labiées développées par la chaleur, ne sont peut-être pas étrangères au soufre, puisqu'il est à l'état de combinaison dans les aromates comme dans les crucifères.

Le bain aromatique est celui qu'on supporte le mieux, il exhale un parfum des champs, une senteur vivifiante et antispasmodique; la sédation qu'il produit laisse à la peau de la souplesse, aux membres de l'agilité, mais avec un sentiment de fraîcheur et d'énergie qui repose et permet de continuer le traitement. On ferait un chapitre avec les expressions usitées par les baigneurs, pour marquer leur bien-être. Plusieurs m'ont dit : il semble que je vais m'envoler, tant je me sens léger. Des malades affaiblies et pâles qui se traînent au bain avec des pesanteurs, des pincements, des tiraillements, une extrême lassitude, en reviennent quelquefois sans douleur et sans fatigue.

Ce bain calme l'état nerveux, les douleurs lombaires, les malaises, les longueurs, les défaillances que l'on voit si souvent à l'occasion des actes génésiques, des souffrances utérines, à l'époque du développement, des retours mensuels et de l'âge critique ; il fortifie les convalescents, les sujets débilités, les enfants rachitiques ; il peut réussir dans les pertes nocturnes, dans l'impuissance, le délirium tremens et la chorée. J'ai sous les yeux des enfants qui lui doivent la guérison du rachitisme, leur croissance, et la rectitude de leur taille; on s'en étonne peu quand on pense au rôle des centres nerveux dans l'ostéogenèse.

Je n'établis aucune comparaison entre les bains sulfureux et les aromatiques, ce sont les premiers qu'on vient prendre, mais ils excitent, quelquefois; eh bien, si le baigneur est fatigué, s'il a perdu le sommeil et l'appétit, je trouverai plus d'avantage au bain d'aromates qu'au repos ; presque toujours il met fin à l'insomnie. Une malade qui ne dormait pas depuis deux mois, avait changé trois fois de logement, parce que le moindre bruit la réveillait jusqu'au matin. Brisée par l'insomnie, l'agitation, la céphalalgie, après une nuit d'orage, elle prit un bain d'aromates qui lui donna immédiatement plusieurs heures de sommeil, et ce fut le signal d'une cure bienfaisante. La dose de 1,000 grammes qui suffit pour un grand bain ne convient point à tous les âges ni à toutes les constitutions, il faut souvent la réduire de moitié. Les personnes qui sont trop impressionnées par les odeurs font ouvrir quelques instants la fenêtre du cabinet, avant de se mettre au bain. Le bain aromatique se modifie suivant l'indication; le pavot, le tilleul ou les feuilles d'oranger le rendent plus sédatif; on prépare une décoction émolliente avec le son, le lin, l'amidon, la mauve, la laitue, la gélatine, etc.

5° Douches. — La douche est un moyen perturbateur et très-actif, dont les effets complexes tiennent des médications dérivative, stimulante, résolutive; elle se prête à des applications très-variées, par rapport au jet du liquide, à sa chaleur, à sa durée; elle est le plus puissant auxiliaire de l'hydrothérapie, et comme le dernier terme auquel arrivent les baigneurs qui ont assez de résistance pour passer impunément d'une excitation vive à l'état de prostration, par conséquent, la pratique est délicate et l'erreur dangereuse; il n'est point facile de prévoir, de mesurer d'un côté l'orage circulatoire excité par la douche, et de l'autre l'hyposthénie qui pourra succéder à la transpiration.

L'eau d'Allevard contient une si grande proportion d'hydrogène sulfuré que les doucheurs ont quelquefois la mite, accident qui n'est signalé ni à Luchon, ni à Baréges, mais le soufre est secondaire pour la douche, et la chaleur vient en première ligne. Le résultat dépend beaucoup de la manœuvre aidée par les frictions, le massage, la percussion. La différence est bien sensible entre deux douches qui sont inégalement administrées, et pour savoir jusqu'où peuvent aller la patience et l'habileté d'un bon doucheur, il suffit de rappe les effets qu'un rebouteur obtient du maniement aveugle mais prolongé d'une surface articulaire. Le massage, auquel nous donnons une grande valeur, appelle à volonté la chaleur et la fluxion, jusqu'à masquer l'impression du choc et la douleur; il entretient peut-être un échange d'électricité, une action magnétique; on sait avec quelle facilité le contact de la main ou les frictions apaisent la douleur, les crampes, les névralgies, etc.

A. *Massage.* Le massage serait toujours employé, s'il ne lassait pas le doucheur; il se contente bien souvent de frapper avec le creux de la main, en produisant un tic tac bien connu dans la rue des bains. Cette percussion donne un ébranlement pénible, une sensation désagréable, et n'est bonne que pour les affections indolentes, comme l'ankylose, la paralysie, les tumeurs anciennes, quand on veut réveiller les fonctions de la peau, ou produire une révulsion; il est nuisible dans l'état aigu.

La friction doit se faire, non sous le jet, mais tout autour, afin de n'affaiblir ni le choc ni la chaleur; on la commence avec douceur et lentement, près du point malade, sur les parties où il faut activer la circulation et n'arriver que par degrés sur le siége du mal, quand il est abordable; elle cause de la douleur, si on ne la ménage point. A Aix, où tout se fait bien, on voit les doucheurs frictionner la partie sensible avec l'avant-bras.

La douche chaude congestionne les téguments et donne à la circulation sa plus grande énergie ; elle provoque la sueur, et par suite une sédation proportionnée aux pertes éprouvées. Rien n'est plus propre à résoudre un engorgement, détourner une fluxion, en un mot à réaliser la médication dérivative.

La douche congestionne-t-elle le cerveau? la fièvre qu'elle suscite pourrait s'étendre à l'organe faible, mais l'encéphale participe d'autant moins à la crise momentanée qu'il est facile de diriger sur d'autres points tous les efforts du jet, de la chaleur et du massage. La douche n'est donc pas une cause d'apoplexie et me semble préservative; le danger viendrait plutôt d'un excès de chaleur, qu'on évite facilement. J'ai vu doucher à Aix des sujets apoplectiques et je n'ai pas de raison pour le blâmer; on traite par la douche les accidents qui sont la suite des congestions vers le cerveau, même quand l'état du cœur contre-indique les eaux plus sulfureuses que thermales : c'est l'avantage des eaux d'Aix.

La température de la douche est de 40 à 45 et 48°, comme celle du Tambour à Baréges, de César et de l'Espagnol à Cauterêts, on ne la dépasse guère que pour les hommes vigoureux peu irritables, non sujets aux palpitations, aux congestions, et qui peuvent transpirer sans préjudice. Le jet chaud serait pénible ou dangereux chez les personnes faibles, pour lesquelles nous préférons la douche sans vapeur.

Les baigneurs d'Allevard sont à demi couchés sur un

plan incliné pour recevoir la douche; cette situation est la meilleure pour relâcher les muscles, varier les attitudes, se prêter aux manœuvres de la douche, mais pour la liberté du doucheur et du malade, le banc devrait être plus haut, plus écarté de la muraille; et quelquefois remplacé par un plan dur, un lit de sangle par exemple, enfin le siége qu'on emploie à Aix est préférable quand la position verticale est exigée. Je voudrais que le malade fût douché les pieds sur une brique ou dans l'eau chaude, et qu'il eût deux serviteurs; tout cela est facile parce que le personnel est excellent.

On ne douche qu'une fois par jour, et le matin; il serait possible de donner des douches à toute heure, en mesurant leur puissance et leur nombre à la nature de l'affection et aux forces du malade. J'ai fait doucher deux fois par jour; mais ce n'est point sans peine qu'on s'affranchit de la routine générale. Dans un travail retrouvé par le docteur Lacour, Pauthot, doyen de Lyon, écrivait en 1700 : « L'occasion d'aller à la douche « souvent est de guérir plus parfaitement; d'où la « convenance de peu suer, afin de pouvoir, sans exciter « la fièvre et l'altération, réitérer le moyen. A cinq « heures du soir, on soupe légèrement, on trempe « bien son vin, et, à neuf heures, on retourne à la « douche, qui est la bonne et plus utile, car on conserve « toute la nuit cet esprit balsamique qui se dissipe « durant le jour, quand on est levé et qu'on agit. » « Il attribue à la douche répétée, sa propre guérison « d'une hémiplégie en dix jours. » L'année dernière on a douché jusqu'à six heures du soir, et j'espère que l'innovation se maintiendra.

Le bain est pour la douche un adjuvant, quand il faut donner à la médication toute son énergie. Le plus souvent c'est la douche qui précède le bain ; je préfère un ordre inverse. Pour donner la douche en premier lieu, il est dit que l'excitation de la peau se calme dans le bain, mais c'est bien l'excitation que l'on recherche et qu'on entretient pendant une heure au moyen des sueurs.

Le malade est dans un état violent quand il sort de la douche, il a de la fièvre et de la soif, et respire avec peine ; il est asphyxié sous les couvertures qui servent à l'emmaillotter, au risque de fluxionner la poitrine et le cerveau. Cette opération doit être surveillée quand il est faible ; je laisse la tête libre, et prescris une infusion chaude, si la transpiration s'établit avec peine, si les forces ne suffisent point à la déperdition.

Les douchés ont une lassitude qui dispose au sommeil, d'autres fois, un ébranlement nerveux assez pénible ; ils gardent tout le jour une susceptibilité qui fait redouter l'impression de l'air ; ils devront se vêtir chaudement, se coucher de bonne heure et demander au repos de la nuit le complément de la médication.

Si l'on fait après la douche un exercice violent, ce n'est plus la peau seule qui est excitée, mais l'organisme, et ce trouble général pourrait bien favoriser la congestion qu'il fallait détourner.

La douche anémise quelquefois le cerveau par la révulsion qui se fait à l'extérieur ; c'est la cause du malaise, de l'hésitation, de l'asthénie que l'on observe chez les sujets dont les capillaires s'injectent facilement.

La plus grande attention est nécessaire pour ordonner une série de douches; la première est bien supportée quand elle est faible, mais pour peu qu'elle soit chaude, elle brise les forces pendant plusieurs jours. La tolérance, qui est facile par un temps frais, exige plus de repos au milieu de l'été; à moins d'une indication particulière, il est bon de commencer avec peu de chaleur et de connaître les effets de la première douche avant de prescrire la seconde; on modère, ou supprime la vapeur quand le malade en est incommodé; il est possible d'augmenter la puissance du jet, de préserver la tête, en maintenant les pieds sur une brique chaude ou dans un pédiluve. Un jet puissant comporte un peu moins de chaleur que le faible; il nous faut un degré de plus qu'à Aix, pour obtenir la même sensation, et les mêmes effets. Cela dépend de la force impulsive déterminée par la chute, et le volume du liquide; un choc violent, un jet trop chaud irrite et congestionne, ils doivent le proportionner à la force du malade.

La douche, qui fortifie quand elle est modérée, n'est pas toujours praticable chez les enfants; on rencontre, de plus, certaines répulsions qu'il faut respecter. On s'abstient s'il y a de la fièvre; un malade oppressé, affaibli, émacié, ne supporterait pas des sueurs abondantes; chez les femmes irritables, la douche réveillerait l'état normal ou les palpitations; quelquefois il convient d'éviter la région lombaire; toute réserve est recommandée à l'égard des jeunes gens disposés à la phthisie ou montrant une grande sensibilité. Les précautions ne sont pas moins utiles dans un âge avancé; cependant la vitalité diminue chez les vieillards, et le poumon, sans arriver à l'inertie, est peu sensible, les sympathies qui le liaient aux autres appareils sont moins étroites, il supporte une excavation comme le sein ou l'utérus tolèrent un cancer après l'âge critique.

En ranimant la circulation, et la vie de la peau, la douche générale détourne la fluxion, elle aide la résolution des amas lymphatiques, de l'arthrite, du rhumatisme des maladies chroniques étrangères au cœur. Dans l'asthme, dans l'angine, le jet peut être dirigé sur le cou, le rachis, les épaules; on agit sur le siége du mal quand il est indolent; il faut toujours s'éloigner du foie, du cœur, de la poitrine, de l'abdomen, de tous les points qui sont douloureux; en un mot de toute la partie antérieure du corps. La douche est dangereuse quand la tuberculisation est imminente; dans tous les cas le massage et les frictions peuvent être pratiqués sur toutes les surfaces.

Tant que dure l'état aigu, on fait bien de porter la douche un peu loin de la partie souffrante; mais, si le mal devient chronique, il est avantageux de rallier son siége ou d'activer la circulation sous-cutanée.

On demande à la douche l'excitation directe ou bien la révulsion; la première, dans des engorgements lymphatiques du tissu cellulaire et de la peau, des articulations, des glandes, plus rarement des viscères abdominaux; la seconde, quand on veut rappeler le sang vers les extrémités.

Pour obtenir les meilleurs effets d'une douche, il est des précautions qui n'échapperont pas au médecin: Etre à jeun et sans fièvre, préluder par un bain, constater que le cabinet n'est pas froid, n'est pas trop chaud, que l'air n'y manque point, que la vapeur est supportable et le liquide au degré convenu ; graduer le volume et la force du jet, le diriger tout d'abord sur les pieds, y concentrer plus de chaleur, le réduire en allant vers le tronc et la tête, et varier sa direction, l'aider par les frictions, le massage et la percussion, épuiser l'eau sur les membres inférieurs ; se faire sécher promptement avec du linge chaud, recouvert de flanelle en évitant de charger les parties supérieures, et de congestionner le cerveau, découvrir la tête, dégager un peu le cou et la poitrine, afin de porter aux membres inférieurs le mouvement de la transpiration, se faire porter dans un lit chaud, transpirer une demi-heure, plus ou moins, suivant l'indication, et dormir, si c'est possible ; alléger peu à peu les couvertures, se découvrir lentement pour s'habiller, et passer graduellement à l'air extérieur. Il est rarement utile de provoquer ces sueurs abondantes que recherchent les baigneurs, et dont le bénéfice est au moins incertain ; il faut noter que la partie douchée conserve la chaleur pendant toute la journée.

Les malades qui doivent transpirer sont portés dans leur lit ; pour ceux qui ne consentent point à se coucher, qui n'ont pas besoin de sudation, ou ne veulent pas se soumettre, on pourra, non toujours, terminer la douche par un jet froid qui prépare la réaction, alors : on ne peut pas compter sur tout l'effet d'une douche ordinaire.

B. *Douche locale.* — Pour la douche locale, on a percé les portes des cabinets à des hauteurs correspondant aux membres que l'on veut doucher, et le malade ass s peut respirer de la vapeur. Quand il n'existe par une affection du cœur, il vaut toujours mieux opérer dans le cabinet de la douche en couvrant les parties qui doi vent être protégées.

On fait impunément tomber un jet de 45 ou 50 degrès sur les pieds et les mains des asthmatiques, des catarrheux, des personnes irritables; on le fait pour l'engorgement chronique rhumatismal des articulations, les tumeurs blanches, les contractures, l'angine, la bronchite, l'aphonie, même chez les malades atteints d'hypertrophie du cœur qui ne peuvent respirer dans une étuve, parce qu'il en résulterait de l'oppression avec une perte de force excessive et sans profit.

Cette douche excite la transpiration locale sans congestionner la poitrine ou le cerveau; elle guérit une indisposition pénible et fort commune aux maladies des organes respirateurs, le froid des extrémités; il n'est pas de moyen plus certain de réchauffer les pieds, de ranimer la circulation des capillaires sous-cutanés dans l'œdème par hydroémie, dans l'asthme et le catarrhe, la chlorose, la céphalalgie, les affections chroniques de la gorge ou du larynx qui demandent la révulsion, dans les névralgies et les névroses qui entravent souvent la calorification. Nous avons vu se conserver pendant deux jours la chaleur provoquée sur les pieds par la douche locale avec massage.

La disposition à s'enrhumer coïncide souvent avec la suppression de sueurs qui semblent être une condition de la santé; c'est le cas où la douche localee est le mieux indiquée. Dirigée sur les lombes, les aines, le périnée, la douche est un des moyens les plus capables de ramener les fonctions périodiques.

C. *Douches de vapeur.* — La douche de vapeur se prend dans les étuves où le siége du mal est exposé sur une caisse aux bouches de la vapeur que l'on dirige à volonté. On l'applique à distance, ou directement à la poitrine, à l'épigastre, sur les articulations ; autour du cou pour l'aphonie, les affections du larynx et de la gorge ; elle aide à la résolution des tumeurs blanches, de l'arthrite, du rhumatisme, des raideurs articulaires, des engorgements abdominaux ou glandulaires. Le docteur Rigollot cite la guérison d'un ouvrier mécanicien qui portait depuis trois ans au genou une hydarthrose pour laquelle on ne voyait que la ressource de l'amputation.

D. *Douche écossaise.* — Cette douche, qui emploie successivement le jet froid et le jet chaud, permet de graduer, d'augmenter la température et la force de l'eau, de varier, de prolonger ses applications, de les faire tolérer ; l'alternance des jets tonifie autrement que la douche ordinaire, elle active sans effort le mouvement circulatoire ; elle accroît la résistance de la peau et ne laisse aucune fatigue : les deux effets semblent se modérer, se soutiennent mutuellement ; ainsi la douche écossaisse est une sorte de moyen terme qui n'a pas plus l'action propre du froid que celle de la chaleur; on ne peut l'employer ni pour tous les sujets ni dans toutes les maladies.

Bien que les indications n'en soit pas nettement définies, ôn la conseille aux sujets lymphatiques, faibles, dont il faut ménager les sensations, aux jeunes filles pâles qui seraient trop excitées par le bain froid et la douche ordinaire, ou débilitées par les sueurs ; à celles dont la croissance est arrêtée, la mobilité retardée ; je la préfère quand la partie souffrante est irritée, endolorie par la chaleur comme dans les névroses ; elle réussit chez les femmes qui manquent de ton, de réaction, à celles dont la peau fonctionne mal, parce que d'autres organes fonctionnent trop ; on le voit à l'âge critique. à cette époque de transition, et de crise morale, où les impressions de l'âme ont le plus d'énergie et de portée, où les souvenirs, les aspirations, les illusions, sont des causes de souffrance. A ce moment de lutte, quelle médecine peut guérir des maux, réels mais vagues et méconnus, parce que souvent ils manquent d'objet, de corps et d'expressions ?

E. *Douche ascendante.* — La douche ascendante qui distend le rectum et sollicite ses contractions, peut vaincre aussi bien le resserrement produit par les eaux, que la constipation habituelle des personnes sédentaires, qui se nourrissent mal, avec des farineux ; des savants qui s'oublient, des commis à l'attache, des sujets sanguins, bilieux, hypocondriaques ; des femmes maigres, chlorotiques, épuisées par les veilles, le chagrin, les pertes, le nourrissage, et j'ai vu pendant plusieurs années un baigneur qui venait uniquement pour demander la liberté du ventre à la douche. Par ce moyen, nous combattons les pneumatoses, les spasmes intestinaux, l'atonie des sphincters, l'incontinence après l'opération de la fistule, l'engorgement de la prostate, les pertes, la disposition hémorrhoïdale, qui tient à l'âge critique, des hommes comme des femmes, surtout dans le Nord de l'Europe.

Ici deux indications touchant la température : l'eau tiède ou chaude serait plus émolliente, mais, à la longue, elle relâche les tissus ; la douche froide est préférable parce qu'elle tonifie ; par ce motif, je ne conseille que des lavements froids pendant l'été.

6° Injections. — Nous avons fait cesser d'anciens écoulements avec l'injection sulfureuse froide, mais on l'aide beaucoup au moyen du bain tiède ; les lotions suffisent pour guérir la leucorrhée vaginale ou cervicale, et quelquefois l'érythème du col ; il faut qu'un jet continu soit aidé par une position horizontale et le repos, lorsque l'écoulement se lie au lymphatisme, à l'adénite, à l'herpétisme.

Il semble oiseux de recommander la prudence pour la douche ascendante et l'injection, la douceur et les ménagements pour la force du jet, la direction et la durée ; cependant on accuse parfois de la gêne, de la douleur occasionnées par une distension exagérée, etc.

Injection gutturale. — L'injection gutturale ou pharyngienne est autre chose que la douche, c'est un filet d'eau ténu, dont l'impulsion et la chaleur sont graduées au moyen d'un robinet. Le malade, assis ou debout, le dirige à volonté, sur tous les points de la face, vers les yeux, les oreilles, dans le pharynx et les fosses nasales. Un jet faible calme promptement la cuisson de la gorge, tandis qu'en lui donnant toute sa force, on excite la douleur et la fluxion.

La muqueuse irritée ne pouvant supporter le choc,

ni la chaleur, il faut d'abord un jet tiède et faible, que l'on rend tous les jours moins chaud, pour arriver à l'eau froide par degré. Ce jet doit être assez doux pour effleurer, comme un simple lavage, et seulement quelques minutes ; on recommence plusieurs fois. après un repos, et dans l'intervalle on peut diriger l'eau dans les fosses nasales.

C'est ainsi que l'injection soutire l'excès de chaleur, décolore la muqueuse et produit une sensation agréable de fraîcheur qui persiste deux ou trois heures ; l'injection est mal faite quand elle ne soulage pas.

La muqueuse pharyngienne accepte aisément une injection douce, et quand elle est habituée au contact de l'eau froide, elle supporte encore mieux l'action de l'air ; on évite le coryza, l'angine et les rhumes de l'hiver ; c'est de l'hydrothérapie.

Avec l'injection gutturale, on obtient sur l'arrière-gorge ce que produit un filet d'eau tombant sur la chair crue. Je n'ai jamais eu le désir ni l'occasion d'utiliser la véritable douche sur une gorge irritée, mais des baigneurs croyant bien faire en l'essayant, sont revenus la bouche pleine de sang ; ils ont senti qu'on ne peut pas doucher le gosier comme l'épaule d'un rhumatisant.

On croit qu'il serait avantageux de courber le tuyau de l'injection, de le rendre mobile comme à Aix et à Cauterets, pour l'incliner vers le malade, qui souvent est fatigué par la station verticale et la flexion du cou ; ce n'est pas mon avis ; on est plus libre, on est plus commodément avec le tube horizontal, mais l'injection ne se fait pas aussi bien, car la bouche est moins ouverte et le jet rencontrant le liquide retenu par l'arcade dentaire, n'atteint point aisément l'arrière-gorge. En plaçant perpendiculairement le pharynx sur le jet vertical, on lui présente une large surface et l'eau s'écoule librement après avoir baigné la muqueuse.

Il faut avoir des tubes coudés, mobiles ou flexibles, pour les malades sujets aux vertiges, qui ne pourraient sans peine ou sans danger courber la tête, dans la position commandée par le tube droit.

On douche avantageusement les oreilles, les yeux, le nez, la face, pour combattre la blépharite, la couperose, l'eczéma, et la douche fine est encore employée dans le bain, au moyen d'une caisse à robinet, qui laisse tomber l'eau goutte à goutte ou par jet continu. Ajoutons que pour beaucoup de pharyngites granuleuses, la suppression d'un excitant habituel est une bonne précaution; j'ai obtenu des guérisons inespérées et promptes, par la seule privation du tabac (1).

L'injection gutturale réussit dans le coryza, la pharyngite catarrhale et granuleuse, l'aphonie, l'engorge-

(1) Le tabac est repoussant par l'odeur nauséeuse qui s'attache aux vêtements, à la chambre, à la personne du fumeur ; mais l'abus du tabac inscrit son action délétère sur la muqueuse du pharynx, avant de la porter sur les centres nerveux, le mouvement, l'intelligence, avant d'imprimer son cachet sur la face du paralytique, de l'ataxique, de l'idiot.

En France, où des causes bien connues ont exalté la sensibilité aux dépens de la force, la nicotine amoindrira la taille, le cerveau, la virilité de nos enfants. On blâme justement le hatchish et l'opium qui abêtissent l'Orient ; sans regarder si loin, il est temps de porter remède aux

ment tonsillaire, la surdité qui dépend de l'angine.... Un malade nous a dit qu'après l'injection gutturale, il avait la sensation d'une pièce neuve appliquée dans son gosier.

Nous joignons à l'injection le reniflement pour baigner les fosses nasales où le gargarisme n'arrive pas.

Le reniflement qui guérit le coryza, est une opération disgracieuse, mal sonnante, mal nommée, désagréable et pénible au début; il provoque, ordinairement, un coryza fugace, mais on supporte un peu de gêne pour guérir. Le rhume de cerveau est une menace continuelle de bronchite, de céphalalgie, d'aphonie, de surdité; en altérant la souplesse de la muqueuse, il peut fausser l'ouïe, la rendre obtuse, il éraille la voix, en compromet le timbre et l'étendue.

Un jour suffit pour s'exercer ; tandis que l'eau poussée dans une brusque aspiration va produire, sans profit, la sensation bien connue des nageurs qui *boivent un coup*, l'impulsion lente, ménagée, conduit l'eau dans la bouche sans effort. Pour réussir on plonge le nez dans l'eau tiède, mais de façon qu'elle ne puisse pas s'y engager ; alors on prise avec douceur, par un mouvement de va-et-vient, et dans un second temps le liquide est rejeté.

Le reniflement se fait dans une éponge, dans le creux

effets du tabac. Un bon nombre de personnes avouent qu'elles sont forcées d'y renoncer, et je suis de ce nombre, mais nous voyons avec effroi de petits hommes de dix ans fumer la pipe avec l'aisance que donne l'habitude ; que feront-ils quand ils seron libres ?

de la main, dans un verre; dans le bain on emploie chaque jour un eau moins chaude, et quand la froide est tolérée, la muqueuse devient moins sensible à l'air, le coryza ne revient plus.

Des baigneurs dont *la vie était empoisonnée par le rhume de cerveau,* doivent au reniflement la guérison de leur infirmité, mais avec un bien-être, une lucidité qu'ils ne connaissaient pas; il en est qui ont pu renoncer à la tabatière.

Les orateurs, les musiciens, les professeurs, les avocats, sentent bien qu'à la suite du reniflement, la muqueuse retrouve l'harmonie, la souplesse des mouvements relatifs à la voix et au chant.

CHAPITRE IV.

BAINS DE PETIT-LAIT.

Le petit-lait, que le Dr Carrière appelle une eau minérale organique, est aussi variable que sa composition. Bien qu'il soit faiblement laxatif, il sert à la nourriture des animaux et des bergers ; les Suisses le recommandent comme aliment non azoté, dans les cas où l'azote est en excès ; d'après eux celui de vache est plus facile à digérer que ceux de chèvre et de brebis.

Des trois espèces de petit-lait que fournissent les montagnes d'Allevard, le plus pur est la coulée du fromage obtenue par l'ébullition d'un lait que la présure fait aigrir. Lorsque le caséum est recueilli, on passe le liquide à travers un tamis ou un linge qui retient les flocons ; il est doux, onctueux, et conserve la saveur laiteuse : c'est celui que l'on boit et qui sert pour les bains. Il arrive encore chaud avec une odeur agréable et un bon goût ; cependant il rougit toujours le papier de tournesol. Quelles que soient la préparation, la pureté, la douceur du petit-lait, le principe acide ne disparaîtra jamais complétement. Je doute que l'on trouve ailleurs une meilleure préparation et des bains plus parfaits ; leur principal mérite est l'extrême propreté qui permet de les employer deux fois sans inconvénient; la fraude consisterait à faire avec l'acide sulfurique dont on use pour obtenir un levain de fabrication, et pour extraire tout le caséum du petit-lait qui doit être rejeté; l'emploi de cet acide n'est pas douteux; un montagnard que j'ai soigné en avait pris une gorgée en croyant boire la goutte.

Le second petit-lait s'obtient avec le même liquide dépouillé d'un fromage plus grossier, le sara, par une seconde ébullition et un mordant (lési) que l'on prépare avec une espèce de galium infusé dans le vinaigre, il est acide au point d'attaquer les baignoires en peu de temps.

Pour le troisième, une forte addition d'acide épuise la coulée de tout principe coagulable, et lui donne une odeur mauvaise; il est âcre, corrosif, et complétement impropre à la nourriture des pourceaux.

Le petit-lait se prépare à Salzbrunn, en ajoutant au lait du matin un peu de celui de la veille; le mélange est chauffé dans un appareil à vapeur combiné au bain-marie jusqu'à 50 degrés; alors on enlève le vase et l'on y verse un extrait de présure en proportion déterminée; la caséation, produite en quelques minutes, on passe dans la toile ou le drap pour séparer tous les grumeaux. Le petit-lait reste alcalin ou neutre, mais devient promptement acide; il est impossible d'avoir toujours un même produit.

Les analyses faites à Allevard, en Allemagne, ne diffèrent point sensiblement:

A VEVAY.

	Vache.	Chèvre.	Brebis.
Eau.	93,25	93,38	92,00
Matières albumineuses . . .	1,00	1,10	2,13
Sucre	5,10	4,50	5,10
Graisse.	0,10	0,37	0,25
Sels, matières extractives. .	0,441	0,57	0,58

A SALZBRUNN.

	Vache.	Chèvre.	Brebis.
Eau.	93,25	93,40	92,10
Matières albumineuses. . .	1,10	1,15	2,15
Sucre	5,10	4,05	5,05
Graisse.	0,12	0,38	0,25
Sels, matières extractives. .	0,43	0,57	0,45

En Allemagne, on prépare un autre petit-lait additionné d'un excès de pepsine ; il en résulte une solution de sucre et des sels de lait, parce que le caséum et les matières albumineuses ont disparu ; ce liquide, à peu près dépourvu de principe nutritif azoté, trouve encore son application dans certaines maladies.

Le petit-lait, pris en boisson, tempère l'action de l'eau, celle de la chaleur, et maintient la liberté du ventre chez les baigneurs excités par le voyage ou le traitement. Il est utile dans l'état bilieux qui peut être réveillé par la sulfuration, dans l'angine, la bronchite, l'aphonie, les affections du cœur, du foie, de la vessie, de l'utérus, dans les éruptions ramenées par la saison chaude, et je ne doute pas que, dans les pulmonies, on ne puisse obtenir des résultats heureux avec la cure de petit-lait. Nous devons lui reconnaître une grande valeur, sinon considérons l'estime que l'Allemagne lui accorde, l'affluence et la confiance des malades et le nombre toujours croissant de stations sérolactées.

Le bain de petit-lait pur est sédatif, non-seulement de la peau, mais encore de l'organisme entier, il fait tomber la chaleur et le pouls, et déprime à la façon des antiphlogistiques, quelquefois sans rien ôter aux forces. En modérant les contractions du cœur, il calme le prurit, la douleur, et laisse du bien-être avec un sentiment de fraîcheur ou de froid général suivant le temps ou la disposition; souvent après le bain, la fièvre tombe, et la faim se fait sentir. L'hypertrophie du cœur est une des maladies à traiter par ce moyen, cependant la pression du liquide est encore un obstacle dont il faut tenir compte et prévenir.

Bien que le petit-lait n'ait point d'effet particulier, aucun bain ne produit au même degré la sédation; il diminue la chaleur de la peau, et ralentit la circulation plus vite et plus sûrement que l'eau de rivière; aussi le même bain qui calme promptement les sujets irritables affaiblirait ceux qui manquent de ton. Le pouls a 10 ou 15 pulsations de moins après le bain, mais point d'une manière absolue et constante sur laquelle on puisse compter. La dépression générale est parfois si profonde, que le malade affaibli et nerveux, accuse un froid persistant bien sensible à la peau qui reste pâle. Il éprouve le besoin de se reposer, de se coucher dans un lit chaud.... Quel bien peut résulter de bains pris dans ces conditions, s'il n'y a pas une grande vitalité? Je les prescrits plus courts et les suspends, dès qu'il existe un sentiment de froid, une augmentation de sensibilité ou de faiblesse. Nous avons vu l'éréthisme nerveux, le spasme, l'hystérie, céder à quelques bains de petit-lait; des femmes tourmentées par l'hyperesthésie des organes y trouvaient le repos, le sommeil, une menstruation exempte de douleur, et plus tard ont pu concevoir. Mais quelle médication est exempte d'inconstance ou de revers? Parmi les malades qui comptaient le plus sur les bains de petit-lait, j'en ai vu qui n'obtenaient d'autres effets que ceux de l'eau tiède ou qui n'en recevaient aucun soulagement; j'ai dû en renvoyer au moins trois qui ne pouvaient les supporter.

Le bain de petit-lait, peu connu parmi nous, hors d'Allevard, est une sorte de correctif, d'antagonisme de la sulfuration et comme tous les agents de la thérapeutique, une arme à deux tranchants qu'il faut savoir utiliser; ce sont en général des maladies non tributaires d'Allevard qui la réclament; cependant plusieurs malades n'ont pu suivre la cure sulfureuse, qu'en prenant quelques bains de petit-lait, ce sont plutôt les constitutions bilieuses du Midi.

En raison même des acides qu'il contient, le second petit-lait agit par la stimulation des téguments; il ranime la circulation capillaire sous-cutanée qui languit dans les états chroniques; il excite le prurit, rubéfie légèrement et fait naître une éruption vésiculeuse, quelquefois le premier jour, un peu plus tard quand la peau est affecté de lésions profondes; nous avons vu la stimulation propagée jusqu'à l'estomac; on se tromperait donc en donnant un bain de ce genre aux malades atteints de récentes dermatoses ; elles cèdent plus aisément aux bains émollients de son, de mauve, d'amidon ou de lait ; pour ce dernier, que nous donnions lorsque le petit-lait faisait défaut, il suffit d'ajouter à l'eau pure 50 litres de bon lait.

CHAPITRE V

INDICATIONS.

Les médecins qui ne voyagent pas veulent être fixés sur la valeur et les applications de chaque source : il faudrait pour cela résoudre des problèmes que le temps éclaircira ; l'hydrologie comporte encore peu de rigueur, et les chiffres statistiques ne donnent pas une grande clarté. D'ailleurs l'établissement d'Allevard diffère un peu des autres, il est sous un ciel plus doux, son eau est froide, carbonique et propre à relever les forces digestives, il y a des salles d'inhalation, des bains de petit-lait, des bains aromatiques. Est-il possible de préciser les résultats que l'on peut obtenir de moyens aussi différents que la douche et la boisson, l'inhalation froide et le bain de vapeurs, le soufre et le petit-lait ? Tout dépend de l'à-propos et de l'inspiration qui n'admet point de règle; en faisant un programme, on tomberait dans les extrêmes reprochés aux médecins des eaux, la sobriété dans les indications ou la banalité.

Il n'est pas plus facile de poser les contre-indications, car la maladie curable chez un baigneur doit être respectée chez un autre, c'est pourquoi nous tenons au principe de ne pas attirer les malades qui seraient mieux ailleurs, ou qui ont recueilli les bons effets d'une autre cure.

Les eaux ne sont point des panacées, et ne font pas de miracles; gardons-nous de leur attribuer l'omnipotence, mais on restreint l'horizon quand on y voit un remède spécial répondant à un ordre d'affections; leur étude comprend un ensemble de moyens qui s'aident, qui se multiplient par leur combinaison et par les accessoires, aussi les états morbides que l'eau sulfureuse modifie sont très-nombreux; on peut encore les étendre beaucoup, et en voyant combien d'applications reçoit une substance médicale, on absout volontiers le médecin qui fait l'inventaire de ses eaux; il serait impossible d'énumérer ni les combinaisons qui se présentent, ni les ressources que l'on peut réaliser. Ne voit-on pas réussir des traitements fort opposés, et la mode, qui régit tout, n'a-t-elle pas quelque raison pour s'imposer? Avec l'âge, on apprend à douter, on ne nie plus et on affirme peu, on s'attribue moins de part aux guérisons.

Les eaux qui achèvent en peu de jours des cures plus difficiles avec les moyens ordinaires ne sont jamais inoffensives, et leur maniement exige encore plus d'attention que de science. Un grand nombre d'affections s'y modifient heureusement; il n'en est pas une seule qui ne puisse y être aggravée quand le moment est mal choisi, les soins inintelligents, et le baigneur ne va-t-il pas quelquefois au-devant du mal?

L'eau sulfureuse tonifie, elle active la nutrition en ajoutant aux forces de la vie : contrairement aux com posés salins qui agissent par l'irritation de la muqueuse digestive, elle produit un mouvement périphérique, et ramène l'équilibre entre la peau et les muqueuses, entre les fonctions pulmonaires et la sueur. Cet effort d'expansion ranime la circulation, les actes nutritifs, et modifie les éruptions cutanées, les sécrétions muqueuses. Le traitement réussit mieux aux sujets lymphatiques, et pour toutes les affections dérivant d'un vice constitutionnel, comme l'herpès ou le rhumatisme, celles surtout qui sont causées par la répercussion, l'insuffisance ou l'arrêt des fonctions cutanées; le catarrhe, la bronchorrhée, l'asthme, le coryza, les phlegmasies du larynx, et je ne crois pas qu'il existe pour la phthisie des conditions plus favorables que celles d'Allevard.

A propos du rhumatisme qui cède moins au soufre qu'à la chaleur parce qu'il est, ordinairement, causé par le froid, les douches d'Aix l'emportent de beaucoup en raison de leur volume; pour les bains, nous donnons encore la préférence à Aix, quand le cœur doit être surveillé; il en est autrement si on recherche la sulfuration, puisque Challes excepté nous n'avons pas une eau sulfurée comme celle d'Allevard.

L'eau d'Aix agit surtout par sa thermalité, son abondance et sa bonne administration. Ce n'est point que les mêmes effets appartiennent à l'eau chaude, car les sources de soufre et d'alun sont bien plus excitantes que l'analyse ne pourrait le faire croire, et leur action est plus sensible après le bain qu'après la douche.

Entre les douches et les bains pour le traitement du rhumatisme, le choix est relatif aux indications : l'effet du bain, plus durable et plus doux, s'applique seul aux sujets faibles, il peut réussir dans les maladies chroniques généralisées, avec endocardite, ou manifestations extérieures, il est d'un emploi plus général et plus facile, mais la douche énergique et prompte, agit mieux sur les constitutions lymphatiques, pour enlever un point pleurétique, une fluxion, une arthrite capable d'aider à la révulsion, aux sueurs, aux mouvements provoqués vers la peau.

Encore un mot capital sur la goutte : nous en connaissons à peu près l'étiologie sinon l'essence, on n'en guérit pas impunément, quelquefois on meurt de sa guérison. Avec sa goutte récente et pure, un homme, bien nourri, dans l'expansion de la jeunesse et de la force, peut sans crainte user du colchique, il emploiera les alcalins, les eaux de Vals, de Vichy, de Carlsbad, pour alcaliniser un sang trop plastique, pour dissoudre l'excès d'urée; toutefois avec précaution, car souvent les goutteux reviennent de Vichy avec un sang animalisé; nous dirons bien pourquoi, et nous savons que la bonne chère n'est pas le seul principe de la goutte.

Mais quand le malade est plus appauvri par le mal ou le remède, quand il est imprégné d'urates, il s'expose, en faisant le jeune, en se traitant avec des alcalis, avec l'iodure de potassium qui le vieillit et rend le sang fluide, plus disposé à l'œdème à l'hydropisie. Alors il faut le soutenir, le faire vivre avec ses tophus; et le bon remède est encore un purgatif, l'arsenic et le colchique, bases plus ou moins avouées de toute médication antigoutteuse. Le colchique en lavement surtout, et puis les sédatifs qui sont le mieux supportés.

1° *Dermatoses.* — Pour toutes les médications qui s'adressent à la peau, la distinction et la répartition me paraissent tranchées entre Uriage et Allevard. L'eau d'Uriage chlorurée, sulfatée, peu sulfureuse, doit sa valeur aux sels dont le soufre est un faible adjuvant; à ce titre, on la proscrit dans les affections des poumons et du cœur qui n'ont pas un principe rhumatismal; elle donne ce qu'on attend des eaux salines, comme celles de Nauheim, de Salsbrum, de Kissingen, d'Aix-la-Chapelle, pour les manifestations herpétiques ou lymphatiques justiciables des purgatifs, elle vient en seconde ligne si l'on veut appliquer l'élément sulfureux; d'ailleurs ce traitement d'Uriage abordable aux constitutions qui supportent les bains et l'action purgative, ne serait pas admis pour une laryngite, une bronchite symptomatiques de la tuberculose. Or, beaucoup de catarrheux, de phthisiques, sont dartreux, sont irritables : c'est à eux, qu'Allevard offre les avantages d'une eau douce franchement sulfurée.

Les maladies récentes de la peau réclament ordinairement un bain faible, et peut-être l'eau douce. Les vieilles dermatoses, les formes variées de l'herpétisme, sont bien traitées à Uriage quand le malade offre assez de résistance pour supporter la purgation et des bains énergiques; mais les eaux fortement salines nuisent toutes les fois que le tube digestif est susceptible, et généralement aux sujets anémiques ou débilités, elles peuvent alors faire beaucoup de mal si on les boit, elles font peu de bien quand on doit s'en tenir aux bains.

Allevard recevait autrefois les affections désignées sous le nom de *dartres*, et je ne crois pas qu'on puisse mieux les adresser; on y voit disparaître l'eczéma, la couperose, des maladies des follicules sébacés; on modifie des pustules et des squames rebelles à d'autres eaux, le pityriasis, le psoriasis, l'ichthyose, qui figuraient dans les rapports de M. Chataing. En voici la raison : l'eau saline est sans effet spécial sur la peau herpétique, et ne la modifie que momentanément, par la dérivation portée sur la muqueuse digestive ; aussi le mal non atteint dans son essence, dans sa cause ou son siége, se réveille quand l'intestin reprend son état normal; la manifestation cutanée cède à mesure que l'on touche aux organes digestifs; est-ce un bien ? le mal est déplacé, mais il ne guérit pas, quelquefois la diarrhée s'établit et la dartre persiste, aussi beaucoup d'habitués reprennent chaque année le chemin d'Uriage, et c'est pour la vie ; il n'en est plus de même avec le soufre, qui est le remède spécial incontesté du parasitisme et de l'herpès, pour tous les animaux, et pour les plantes : l'eau sulfureuse attaquant la diathèse et l'organe infecté, la guérison obtenue sans violence est bien plus franche, plus durable, et beaucoup moins exposée aux récidives. Cette médication, applicable aux robustes constitutions, est la seule possible pour les faibles.

Le fait suivant confirmerait la puissance d'Allevard sur l'herpétisme. Un créole espagnol, portant le plus beau spécimen de psoriasis, était littéralement couvert d'écailles blanches; il dut prendre trente-deux bains, mais après le vingtième, sa peau ne portait plus aucune trace d'éruption ni de rougeur. La maladie avait disparu, mais sans doute l'affection restait; je prescrivis à l'intérieur et en lotions le traitement arsenical.

2° *Maladies pulmonaires.* — Examinons d'abord la pharyngite qui les précède, qui les complique ordinairement, et n'attire pas assez d'attention, car les rhumes pharyngiens sont très-communs, et tous chroniques. Beaucoup d'enfants ont des maux de gorge, des angines; des granulations, des amygdales hypertrophiées; c'est un signe de faiblesse, ou de lymphatisme qui se réveille au moment de la croissance, à l'évolution des jeunes filles, et à chaque retour mensuel. C'est une épine qui attire incessament la fluxion vers les bronches, comme un premier degré du mal, qui éclatera si on ne change la constitution; en effet, tous les pulmoniques se souviennent d'avoir eu la gorge très-sensible, et le contingent du tabac n'y manque point.

A. *Pharyngite.* — Si on déprime la langue d'un catarrheux, en faisant respirer largement, pour découvrir, éclairer le pharynx, il est aisé de voir, quelquefois à la volée, des rougeurs, des éruptions, des varices, des ulcérations, et toujours des mucosités plus ou moins sèches qui tapissent la paroi postérieure en remontant vers les fosses nasales. Cette sécrétion presque toujours méconnue à cause de son siége, entretient de la gêne, elle provoque une déglutition fréquente incomplète et pénible, avec la sensation d'un corps étranger qu'on s'efforce en vain d'avaler. Il s'y joint un certain embarras de la tête, de l'enrouement, de la surdité, parfois un agacement qui impatiente le malade. On le voit chez les personnes sujettes au coryza, qui raclent leur gosier tous les matins, et crachent avec une toux aiguë, voilée, pharyngienne que j'appellerai supérieure. Bien peu de nos baigneurs sont exempts de cette incommodité, ils toussent en s'éveillant et ne peuvent détacher la mucosité parce que la membrane dense très-adhérente n'est pas assez mobile pour la faire glisser ; elle cède au reniflement, au gargarisme, à l'injection, aux inhalations tièdes, quand le larynx est douloureux; mais le traitement n'est achevé que dans les salles froides, et la guérison se maintient par l'usage non interrompu du gargarisme et du reniflement.

B. *Bronchite.* — On ne va guère aux eaux pour la bronchite simple, si ce n'est quand il y a des antécédents ou des rechutes. On y voit beaucoup de bronchites à répétition, de bronchites mal guéries qui résistent au printemps et font craindre l'hiver. Pour ces maladies le choix des eaux sulfurées est encore indifférent, c'est quelquefois une cure de précaution. Dans tous les cas, on donne utilement de petites quantités d'eau, avec de la mauve ou du lait pour calmer l'irritation, la chaleur; et la dose sera plus faible, s'il y a de l'inflammation ou de la fièvre.

C. *Catarrhe pulmonaire.* — Quand le mal est plus étendu, ou plus profond, après une série de rhûmes, la bronchite catarrhale ou chronique menaçant le tissu pulmonaire exige un traitement sérieux, parce qu'elle entraîne la consomption aussi bien que la pneumonie. On peut voir cette terminaison chez les personnes qui avaient des écoulements, des maux d'oreille, des ophthalmies, des angines, des adénites... Alors toutes les muqueuses doivent être modifiées par la boisson et les aspirations. Après avoir apaisé l'éréthisme nerveux, par l'effet sédatif de l'inhalation courte et de faibles quantités d'eau, on obtient la tolérance et la saturation. Une saison mal conduite ajouterait l'exitation du soufre à celle de la bronchite, et le baigneur serait moins avancé au départ qu'à son arrivée.

D. *Bronchite capillaire.* — A la suite des fièvres éruptives, de la coqueluche, de la bronchite capillaire, de la pleuropneumonie, ou de la grippe, les poumons recevant une atteinte plus grave, le murmure vésiculaire a perdu son ampleur, son timbre pur et doux; le bruit plessimétrique est moins clair et plus aigu; il y a de l'essouflement parce que le tissu plus dense a moins d'élasticité, ce qui explique les vibrations des parois sur les points et le côté malades, le retentissement vocal, et la transmission des bruits cardiaques même à droite; vibrations et transmissions qu'une bronchite simple ne donne pas. La constitution sans devenir tuberculeuse, n'a point la résistance et la force primitives, on ne voit plus les formes, ni les lignes harmonieuses de la santé...; à ces malades qui vont guérir, ou tomber au rang des tuberculeux, suivant leur direction, il faut épargner les fatigues inutiles de la route, l'oppression qui résulte de la hauteur, l'excitation d'une eau indigeste ou irritante, et les doses précipitées. Pour eux nous conseillons hardiment l'eau d'Allevard qui est plus douce à cause de ses gaz, plus facile à tolérer en raison du climat, et encore, nous la donnons avec tous les ménagements capables de la faire accepter sans réaction.

Je sais bien que je contrarie l'opinion générale ou la routine, qu'importe si je dis vrai ? Les médecins ne connaissant que Bonnes ou Cauterets, se contentent d'Allevard pour les bronchites simples, et dirigent vers les Pyrénées les affections tuberculeuses. C'est une grave erreur et la cause d'une foule d'accidents fâcheux qu'on peut éviter en faisant l'opposé. Ajoutons que les confrères partisans des Pyrénées nous disent qu'il n'y faut pas envoyer les phthisies au second degré.

Le choix de l'eau importe peu dans les maladies superficielles ne compromettant ni les tissus, ni la fonction ; mais aussitôt que le poumon est affecté, quand il y a des hémoptysies, de l'oppression ou de la fièvre, il est urgent de choisir une station peu élevée où le malade peut respirer, un climat doux, l'aspiration gazeuse, une eau assez puissante pour atteindre le mal, facile à supporter par l'estomac et les bronches. N'est-ce pas logique ?

L'expérience ordonnera ce précepte tôt ou tard, mais je voudrais hâter sa vulgarisation, et à défaut d'autres raisons, l'âge pourrait montrer que ma conviction n'est pas affaire d'amour-propre ou de clocher, je demande la révision d'une cause mal informée.

Les médecins lyonnais ont pu voir, comme nous, des malades soulagés par une saison d'Allevard, et *compromis* l'année suivante par d'autres eaux. Nous pourrions citer des noms.

E. *Catarrhe laryngien.* — Le catarrhe laryngien qui souvent débute au pharynx, est commun chez les orateurs, les avocats, les professeurs et les artistes. La plupart des prêtres font remonter leur soufrance au séminaire où l'air manque, où le régime est faible, l'exercice presque nul, au moment de la croissance, des études forcées, du zèle ardent. Les professeurs et les avocats ont été surpris par le froid, en quittant la chaire, le chanteur supporte des éclats de voix, des congestions réitérées, leur organe est surmené par des salles trop grandes ou trop pleines, par des notes élevées, accessibles à peu de larynx. A ces abus, joignons ceux du tabac, de l'alcool, ou les excès d'un autre genre qui dépriment la force vitale et la puissance respiratoire et le timbre de la voix. Ajoutons que la syphilis bien ou mal, ou point traitée, laisse toujours des traces non douteuses, avec susceptibilité permanente des muqueuses.

Le traitement n'est donc pas identique pour tous les malades, il en est qu'il faut soutenir par un régime réparateur, d'autres font bien de le réduire, de manger pour se nourrir, et de boire pour la soif, en renonçant aux alcools, au tabac, au café, aux excitants de toute sorte...; il faut encore les défendre plus rigoureusement à ceux qui ont la démarche incertaine ou des vertiges, des pesanteurs, des tremblements, etc.

F. *Asthme.* — L'asthme vrai, cette névrose, ce rhumatisme, ce spasme si peu connu, si décourageant, n'est point rebelle aux aspirations, à la douche, au demi-bain, il cède plus ou moins, et la disposition ne changeant pas, les accès peuvent manquer durant l'hiver, ou s'affaiblir. Les malades oppressés en quittant le fauteuil ou le lit, se rendent péniblement à l'inhalation froide, où ils trouvent le soulagement que produit l'expansion pulmonaire. En abordant pour la première fois l'atmosphère sulfureuse, ils comprendront ce qu'ils doivent espérer.

Quand on a pu les conduire à la douche, ils sont dabord impressionnés par la vapeur, ou le choc du liquide, c'est pourquoi je commence volontiers par la douche locale qui suffit ordinairement, mais bientôt, à l'oppression succède le bien-être, malgré l'affaissement qui résulte de la crise. Celle-ci ne revient point tant que dure l'influence de la douche; cependant l'accès peut revenir à la suite de l'opération, tandis que des malades sont si bien dans les salles froides, qu'ils voudraient y passer la nuit. J'ai vu trois fois, dans la matinée, un asthmatique au milieu de la crise, reprendre haleine dans l'inhalation, et s'endormir profondément. Un autre qui venait pour son catarrhe, sans parler d'un asthme de 30 ans, respira librement au début de la cure et le mieux s'est soutenu. En 1865, un asthmatique de 16 ans ne pouvait pas arriver sans porteur au premier étage de l'hôtel; il respira sans peine dans les salles, après la douche, il put franchir les degrés deux à deux, et jusqu'à son départ, ne monta pas autrement. L'année suivante un petit malade de 9 ans, qui avait depuis quelques jours des accès rémittents avec délire, me disait qu'en entrant dans la salle d'inhalation il n'avait *plus senti le poids qui l'étouffait;* le lendemain il prit une douche, et l'opression ne revint plus.

Sans prétendre à la guérison radicale de l'asthme, ou de l'emphysème, qui peut avoir lieu, j'affirme que pas un de mes malades n'est parti sans être soulagé. J'en trouve une exception contestable en 1862. Le patient, déplacé malgré lui, souffrit tant du voyage, que la nostalgie nécessita son retour après une semaine, il était Bas-Breton ! Il arrive que le malade, privé de distraction depuis longtemps, va reprendre son oppression dans une promenade trop hâtée, mais les crises durent peu sous l'influence de la sulfuration.

Il n'est pas de maladie moins réfractaire aux aspirations froides, d'ailleurs, les asthmatiques sont catarreux, herpétiques, rhumatisants, goutteux; les accès sont ordinairemeet précédés par le rhume ou le coryza; c'est quelquefois une bronchite qui termine la crise. Eh bien ! si l'hydrogène sulfuré ne détendait le spasme, il faudrait encore attaquer la partie curable du mal. A qu'elle autre médication donner la préférence? L'asthme est tellement capricieux, qu'il s'amende, s'aggrave, ou disparaît, dans les mêmes localités, et les mêmes circonstances, en hiver comme en été, au niveau de la mer, sur la hauteur ou dans les terres; le plus grand nombre des malades se trouve mieux sur le littoral, il en est qui n'en approchent point sans souffrir; le contraire peut arriver, avec l'âge ou le temps, et les crises ne se ressemblent pas. Chez l'asthmatique, la sensibilité de la muqueuse est si vive, qu'il ne change pas impunément de situation, d'atmosphère, ou de local; il prévoit le mauvais temps, la pluie, la neige, les oscillations du baromètre, il sent le nuage qui passe, et souffre de l'orage, du froid, du chaud, du sec de l'humidité, de la lumière et des ténèbres. Il a de l'oppression quand il digère mal, quand il écrit, parle ou marche après le repas, quand il sent une odeur comme celle du foin, de la rose, du musc, de l'ipéca, d'une mèche qui fume; il lui suffit d'être ému, ou surpris, de voir une personne qui n'est pas attendue; il a le spasme en allant dans une autre maison ou dans une autre pièce; presque toujours, un changement d'air suspend la crise ou la ramène; l'agitation du chemin de fer, une course en voiture ne sont pas supportées, il ne faut point s'étonner d'avoir un accès en arrivant, ou bien pendant la cure; le malade n'est jamais sûr de lui, il respirait sans peine, tout à coup il éprouve une douleur, une commotion, un courant d'air, il survient un éternument, une contraction du nez ou des paupières, le froid des extrémités, un gonflement de la main, il s'enrhume et la respiration est arrêtée.

Je connais un malade qui ne peut aborder sans étouffer la pharmacie de son beau-père; la femme d'un pharmacien est dans le même cas. Une dame d'Avignon qui ne se couchait pas depuis trois mois, retrouva dans les salles froides, le sommeil, l'appétit, la force et les couleurs. La cure s'acheva paisiblement, le retour eut lieu sans fatigue, et l'oppression revint, mais beaucoup moins pénible, le jour de l'arrivée, au seuil de la maison.

La même année un asthme disparut le premier jour au moment où la diarrhée se déclarait; elle finit avec le retour de l'accès, loin d'Allevard.

Un de mes collègues n'eut dans sa chambre que son hamac et son fauteuil, pendant vingt ans qu'il habita Cayenne, et se coucha dans un lit, quand il vint prendre sa retraite. Dutrouleau ne fut pas plus heureux à Dieppe, à Paris, qu'à la Martinique et à la Guadeloupe.

Je ne crois guère aux spécialités, mais s'il fallait en

désigner une pour Allevard, c'est l'asthme que je nommerais, en faisant de modestes réserves. Je dis l'asthme parce que rien ne détend mieux le spasme des poumons que l'hydrogène sulfuré, non celui des laboratoires. Mais, ne craignons pas de le dire, c'est un devoir : on ne guérit pas complétement de l'asthme ni d'une autre affection, pas plus qu'on ne change la constitution, le caractère, le tempérament, les goûts, les formes, la physionomie, et nous savons ce qu'il en coûte pour se corriger au moral comme au physique, il faut bien connaître son mal et vouloir le remède, ne demandons pas plus au médecin qu'au moraliste.

Nous naissons ou devenons sanguin, lymphatique, bilieux, asthmatique, goutteux, nous restons ce que nous sommes, et le trait qui résulte de l'hérédité ou de l'éducation ne s'efface jamais complétement, on cite l'exception. Nous pouvons maîtriser un accès, une maladie accidentelle, on ne fait point disparaître l'affection diathésique ou constitutionnelle, il est même dangereux de contrarier ouvertement un vice héréditaire, sans laisser la part de la nature ; mais au moyen de soins et de concessions, en luttant chaque jour, on peut vivre avec l'ennemi, le désarmer, au moins le rendre supportable, c'est la fin de l'hygiène, et le triomphe de la raison.

Le jeune homme se révolte à la vue des infirmités de l'âge mûr qui lui semble bien éloigné, en vieillissant, il perd peu à peu la beauté, la fraîcheur, l'ouïe, les yeux, le mouvement, l'intelligence, il s'habitue aux ruines et consentirait à vivre toujours avec les débris qui lui restent! C'est ainsi que le malade sage peut avoir une vie supportable, et trouve encore du charme en se résignant au mal qu'il ne peut supprimer.

On dit que l'asthme est un brevet de longue vie ; c'est une médiocre compensation dans les angoisses d'une crise, quand le malade se sent bardé par un cercle de fer qui va se resserrant jusqu'à l'immobilité des parois thoraciques, et encore cette consolation n'appartient qu'à l'asthmatique résolu ; les autres veulent bien guérir mais ne consentent pas à se conduire en conséquence, à se soigner et se priver.

L'asthmatique vit longtemps, parce qu'il devient prudent par force, on peut en dire autant des personnes affectées d'un état chronique, aussi dans les tables mortuaires, figurent beaucoup plus de sujets vigoureux que de sujets débiles. Heureusement la douleur s'atténue avec l'âge, les accès plus nombreux, sont moins forts, e tdisparaissent quelquefois.

C. *Emphysème pulmonaire*. L'emphysème qui côtoie l'asthme résulte d'une étiologie, d'un mécanisme plus saisissables, il est caractérisé par la dilatation, l'inertie, l'immobilisation des vésicules. A la suite du catarrhe, la respiration forcée ou trop rapide a détruit leur élastisité comme la distension userait un ressort ; la vésicule dilatée ou comprimée ne peut plus recevoir l'air, ni expulser celui qu'elle emprisonne, et quand la dilatation dépasse la limite de la contractilité, l'emphysème se produit avec ou sans déchirure.

On dit souvent que l'emphysème ne guérit pas, c'est peut-être parce qu'il vient avec l'âge ou les infirmités, qu'il coïncide avec des lésions peu curables, des habitudes vicieuses.... Le malade conserve ordinairement une fâcheuse disposition à la gêne respiratoire qui contraste avec la sonorité de la poitrine, quelquefois avec son ampleur; mais l'hydrogène sulfuré calme au moins en partie les phénomènes qui sont liés à l'emphysème, il s'adresse au catarrhe et soulage, en apaisant la toux, le spasme, l'oppression, et l'emphysème est le spasme avec le catarrhe des vésicules.

H. *Coryza.* Le coryza n'est pas seulement une indisposition commune et fort gênante, il est encore l'occasion ou l'origine de la bronchite, du catarrhe, des bronchorrhées sans fin, réveillées par le froid; un accès d'asthme est souvent annoncé par l'éternument, par une sensation pénible de contraction ou de picotement vers les yeux, les paupières, le larynx, les sinus frontaux, par un spasme commençant aux fosses nasales; le coryza nous apparaît souvent comme un asthme en petit, l'asthme du nez; sa guérison est un bienfait pour beaucoup de personnes, et prévient les rhumes de l'hiver. Eh bien! le simple reniflement dont l'admission n'a pas été facile, obtient des résultats qui l'ont fait adopter partout. Les baigneurs tourmentés par le coryza, s'ils n'en sont point débarrassés, souffrent moins pendant l'hiver, et résistent beaucoup mieux à l'impression de l'air humide.

Pendant la cure, on voit souvent résoudre les œdèmes que l'arthrite ou le progrès de l'âge ont laissés aux membres inférieurs; aussi, nous pouvons espérer du soulagement dans les hydropisies, abstraction faite des lésions qui les font naître.

Les enfants des grandes villes se fortifient par l'usage

de l'eau sulfurée qu'ils boivent avec plaisir; le hasard m'en a fait rencontrer un certain nombre qui avaient eu le croup, et j'ai vu qu'ils perdaient la sensibilité de la muqueuse pulmonaire; il est vrai que je m'attache à préserver du froid humide les jambes et les pieds qu'une fâcheuse mode expose aux rigueurs de l'hiver. Le croup se montre plus souvent depuis que l'importation écossaise prend faveur. Cette triste exhibition de membres nus est une cause des angines, des bronchites, des névralgies, des adénites, qui préparent les affections de la poitrine. Les enfants vigoureux peuvent bien la subir, les faibles ne résistent pas. On dirait un essai des mœurs spartiates.

Parmi les affections de l'appareil génito-urinaire qui peuvent être modifiées, nous citerons l'écoulement prostatique et les pertes liées à l'herpétisme, aux habitudes vicieuses, la métrite chronique, les engorgements simples, la dysménorrhée atonique, hystériforme, etc. La leucorrhée rebelle est si commune que nous devons la mentionner à part. Elle a sa source dans une condition organique ou seulement fonctionnelle de la muqueuse, qui reçoit le contre-coup de toutes les commotions, de la fatigue, des passions tristes, de tout ce qui peut augmenter la sensibilité. Le simple écoulement est une augmentation du mucus acide normal; dans un second degré, la couche glanduleuse de la membrane cervicale se développe en acquérant une telle sensibilité qu'un excès de sécrétion repond à tous les excitants, même et surtout aux impressions morales qui bien souvent retardent la guérison. Le travail se propage au corps de l'utérus, aux trompes, aux ovaires qui peuvent être ou le point de départ ou le foyer réflexe; il est accompagné de cuisson, de douleurs, de gonflement, d'ulcérations, et l'écoulement devient glaireux, rouge, verdâtre, irritant. La sécrétion plus abondante amène peu à peu l'anémie avec les phénomènes dus aux lésions utérines, lassitude, pesanteur, tiraillements, constipation, douleur à l'épigastre, aux régions dorsale et lombaire, inquiétude, humeur sombre, état nerveux simulant diverses maladies.

L'expérience n'ayant point prononcé, loin de nous la pensée que dans les affections des os, l'arthrite, la carie, l'eau d'Allevard a l'efficacité bien reconnue à celles de Baréges, où l'on voit les sujets vigoureux qui ne redoutent pas ce traitement thermal, les sueurs, les purgations; il en est d'autres qui sont pâles, affaiblis, auxquels on prescrit spécialement les sulfureux; dans ce cas, les eaux d'Allevard conviennent beaucoup plus. Des malades en sortant du bain sulfureux retrouvent la souplesse des articulations engorgées par l'arthrite; on peut citer bon nombre de guérisons de vieilles plaies, de tumeurs blanches, de lésions occasionnées par les armes à feu. La plus notable est celle d'un officier supérieur que les journaux ont rapportée : Depuis vingt ans il était tourmenté par une balle qui avait pénétré dans l'orbite; au vingtième bain, le plomb se frayait une issue à travers la voûte palatine. Si c'est là une simple coïncidence, elle est heureuse et peu commune.

Applications à la phthisie. — Plusieurs confrères m'ont demandé si l'eau d'Allevard est utile dans la phthisie; je réponds affirmativement avec la conviction d'une expérience personnelle, et j'ajoute qu'elle est loin d'obtenir la part que le temps lui donnera. Quand elle est bien administrée, quand le malade agit avec suite et prudence, l'eau d'Allevard qui a toujours l'avantage de ne pas augmenter le mal, fortifie le tissu du poumon et l'organisme, elle *peut* ralentir la marche de la phthisie, aider la résolution des amas lymphatiques, retarder le ramollissement, faciliter leur expulsion, cicatriser les surfaces ulcérées, soulager même à la dernière période; ou bien contribuer à circonscrire le tubercule à préparer sa tolérance de façon que l'économie s'habitue aux lésions pulmonaires, comme aux corps étrangers, aux mutilations, aux écoulements. Qui pourrait assigner une limite à cette tolérance? En voyant certains désordres incurables mis à jour par l'autopsie, n'avons-nous pas demandé comment le malade a pu vivre si longtemps? Nous voyons ordinairement calmer la toux qui annonce l'éruption, celle qui est accompagnée de crachats purulents, de diarrhée, de sueur, et tout cela peut-être en agissant sur le catarrhe. La fièvre tombe quelquefois après les premières séances d'inhalation. Un jeune homme de vingt ans arrivé le 19 août 1867 avec 120 pulsations, en eut successivement 108, 102, 96 et seulement 86 le 5 septembre. Nous observons rarement l'hémoptysie, et je ne l'ai jamais vue dans les salles froides, bien qu'un malade y ait imprudemment séjourné jusqu'à neuf heures dans un jour.

Il est vrai qu'ordinairement l'eau sulfureuse est impuissante sur l'élément tuberculeux, et qu'elle peut en activer l'évolution; il en serait de même avec toute médication trop énergique ou intempestive; mais quelle modification ne peut-on pas déterminer sans toucher aux productions hétérogènes, par l'amélioration de l'état général, et n'est-ce point la meilleure voie de guérison pour tous les maux chroniques? Un phthisique succombe à l'asphyxie croissante; il aurait pu résister longtemps avec des tubercules isolés des complications, et le nombre est assez grand de ceux qui se portent bien dans l'intervalle des jetées. Quel médecin n'a pas eu le bonheur de constater après les eaux, des guérisons ou des effets que vainement il demandait aux moyens ordinaires, et combien de malades condamnés vivent longtemps avec des excavations, des bronchorrhées, des pneumonies chroniques auxquelles il faut rapporter une part des consomptions! On dit souvent que des praticiens doutent de ces guérisons; mais de quoi ne peut-on douter? il s'en trouve qui ne croient point à ce qu'ils font.

Comme les autres excitants, l'eau sulfureuse pourra nuire ou être sans effet dans la phthisie aiguë, galopante, généralisée, au moment d'une éruption, et pas moins au début que dans les autres périodes, elle est en général mal supportée, aussi longtemps que la fièvre persiste; nous parlons de l'hectisme, car la fièvre accidentelle ou catarrhale cède souvent à la sulfuration, mais ce n'est pas une raison pour perdre tout espoir, quand la fièvre est continue; je reçus il y a dix ans une phthisie galopante, et la malade se porte assez bien.

Nulle médication n'arrête la phthisie parvenue au degré du marasme; elle est alors une agonie plus ou moins longue, et quelle cachexie est enrayée quand elle arrive à cette fin? Mais si le tubercule est stationnaire, on prévient quelquefois le travail ultérieur, on arrête la consomption en attaquant les désordres qui la préparent; nous trouvons à l'autopsie des traces de cavernes, des concrétions, de vieilles cicatrices, dans des cas où la phthisie n'était pas soupçonnée.

Ce que l'eau sulfureuse peut guérir, ce sont les dyspepsies, les névroses déterminées par un mauvais régime, toutes les altérations qui dérivent de la phlegmasie, les fluxions, l'engouement, le catarrhe, la pneumonie, qui constituent le cortége ordinaire et souvent l'occasion de la phthisie; ce sont les cachexies et le vice dartreux. Ces éléments, plus ou moins combinés, deviennent les matériaux, les excitants ou le foyer des productions hétérogènes, en conservant leur dépendance mutuelle. On est bien avancé quand on a pu en dégager un seul: le tubercule, séparé de son excitant, ne sera plus qu'une matière sécrétée non toxique, n'entraînant point nécessairement la fièvre hectique; ce noyau presque mort-né pourra être immobilisé, absorbé, éliminé, aussi bien que les tumeurs et le pus extravasé, la lymphe, le sang, le cal, les os, les corps déposés au sein de l'organisme. Les glandes comme les vaisseaux n'ont-elles pas le pouvoir de transformer certains matériaux de l'hématose et de les rejeter? Ce que les glandes font dans l'organisme sain se reproduit dans l'ordre pathologique, sans cela, pas une altération des tissus, pas une maladie ne finirait.

Ce mouvement est activé par uue bonne alimentation, c'est pourquoi le phthisique ne meurt pas, tant qu'il peut se nourrir.

Aussitôt que le sang devient plus riche, l'absorption, impuissante jusque-là, s'exerce librement sur les produits morbides; le tubercule, autour duquel une circulation régulière se rétablit, n'est plus un centre de fluxion, il demeure isolé, séparé du mouvement vital, en vertu de la tolérance acquise au corps étranger formé par les humeurs, comme à la balle implantée dans les tissus, avec cette différence que le plomb a pénétré dans un organe sain; aussi le traitement réussit mieux quand la fièvre n'existe plus, quand on a ramené le sang, et la trame pulmonaire aux conditions normales de la vie.

Après la fonte et dans la cavité que laisse le tubercule, une membrane comme celle d'un abcès, s'organise sur ses parois et les rapproche pour l'oblitérer. C'est l'origine de la cicatrice, le canevas des corps fibreux ou cartilagineux, caséeux, crétacés que l'on voit dans les crachats, dans les cavernes obturées. Ces concrétions n'appartiennent pas uniquement à la phthisie; les débris organiques, les sécrétions, les corps étrangers peuvent subir, dans les tissus, de pareilles transformations, le Dr Villemin a vu dans les poumons des vieux lapins, de nombreuses granulations ayant un acare pour noyau.

Voilà donc quatre moyens spontanés de guérison qui peuvent se combiner : 1° le tubercule, désagrégé, ramolli, est repris par les absorbants; 2° il est entraîné par les voies aériennes avec les matières sécrétées; 3° dans l'excavation qui s'est formée, un travail réparateur organise la membrane qui sert à la circonscription, l'immobilisation du tubercule, à la cicatrisation; 4° l'inflammation dépose dans le foyer des sels formant les concrétions qui l'obstruent, comme la stalagmite remplit les fissures de la roche.

Souvent, les côtes se dépriment, pour combler le vide, à mesure que l'excavation est effacée par le retrait de ses parois, et la circulation rétablit l'hématose dans les lobules pulmonaires qui étaient engoués. Nous voyons un indice de guérison dans l'affaiblissement partiel du thorax, et la plupart des malades guéris doivent à ce retrait la déformation de la poitrine. C'est encore ce qui a lieu pour certaines scolioses. Les tubercules peuvent être assimilés à des abcès diffus; c'est toujours l'inflammation qui les propage; sans elle, pas d'éruption, d'infiltration, de dépôt ni de fonte, et la fièvre des tuberculeux est une fièvre traumatique ou de suppuration; elle augmente, elle tombe avec le produit anormal, et revêt la forme hectique au moment où se fait l'absorption purulente. Aussi le premier signe de guérison est toujours l'apyrexie.

Revenant aux idées un peu trop absolues de Broussais, Andral est dans le vrai quand il affirme ici le rôle de l'inflammation; la phthisie n'est pas une forme de la phlegmasie, mais ne va point sans elle. Dans un terrain prédisposé, la pneumonie, comme l'hyperémie continue, affectant les vésicules pulmonaires, suffit peut-être à la genèse tuberculeuse, et produit un certain nombre de phthisies ou de consomptions sans doute les moins graves.

Je ne vois point d'erreur dans l'opinion que la phthisie peut résulter d'une sorte d'inflammation; j'y trouve encore moins de danger, parce qu'à mon sens, on néglige beaucoup trop la fièvre. Cette opinion, qui donne l'éveil, explique des faits obscurs; elle enseigne, et encourage dans certains cas, où nous devons, sans perdre un jour, mettre fin à la fièvre et relever les forces. Sous le ciel brûlant de Cayenne, où j'oubliais volontiers les sangsues et les lancettes, j'ai arrêté, *in extremis*, la marche de la phthisie galopante, chez une malade pâle, maigre, âgée, qui en mourut trois ans après; en faisant cesser la fièvre, au moyen de sangsues et de la quinine. En France, on ne sait pas tout ce qu'on peut obtenir du quinquina.

La phthisie légitime, incessamment sous le coup de la fièvre, est toujours une cachexie fébrile, un aboutissant de toutes les maladies qui altérant la nutrition, le sang, la lymphe, les sécrétions, engendrent la régression, de plus en plus favorisée par la dépravation et l'infection des grandes villes. Elle est analogue à la scrofule, qui elle-même peut arriver à la tuberculose.

Le tubercule est une granulation celluleuse, une germination par misère du tissu conjonctif, appauvri à la façon des végétaux qui, en mourant, sont couverts de fruits avortés. Cette pullulation est comme celle des animaux inférieurs qui se dédoublent.

Dernier terme de la division celluleuse; le tubercule est un noyau rudimentaire, un débri qui ne progresse point, qui va s'amoindrissant, se dénaturant, à mesure que la prolifération le multiplie. Il est pressé, refoulé, sans autre relation avec les tissus environnants que le contact, et comme tout produit de sécrétion morbide, soumis à l'élimination, à l'absorption, toutes les fois que l'organisme se défend.

Or, chaque diathèse peut tenir la phthisie sous sa dépendance et la marquer d'un caractère particulier qui mettra sur la voie du traitement. Cela montre pourquoi nous voyons guérir des phthisies, lorsque d'autres ne sont pas enrayées.

La phthisie arthritique se présente avec les apparences de la force et de la vie, l'ampleur des formes un peu rudes, la coloration du tégument, le visage animé, les articles volumineux ; elle conserve de l'arthritisme, la mobilité, la spontanéité, les retours intermittents ; elle en a les douleurs passagères, subites, les accès, les congestions, les pneumonies lobulaires, les fluxions finissant par l'épistaxis, l'hémoptysie, les hémorrhoïdes ; on y voit souvent des crises, des temps d'arrêt, pendant lesquels toute trace du mal semble être suspendue ; il y a toujours une grande intolérance de remèdes... Quelquefois le père d'un phthisique est goutteux, et la mère délicate...

J'ai vu des goutteux succomber promptement à la phthisie ; l'un d'eux avait tous les attributs d'une riche santé, avec les formes d'une bonne constitution ; il était exempt de vices, et n'avait abusé de rien. Il faut savoir que la goutte peut conduire à la phthisie, pour donner à la bronchite du goutteux l'attention qu'elle mérite.

2° L'herpétisme entretient chez un phthisique les angines, le coryza, les granulations, la blépharite, la broncorrhée, la toux sans rhume, la toux quinteuse, des rougeurs, des érythèmes ; les enfants avaient eu des croûtes laiteuses, de l'eczéma, des otorrhées ; on disait que c'était une preuve de santé. Cette forme de la phthisie est souvent héréditaire, mais aussi plus accessible à nos moyens, aux sulfureux, par exemple ;

cependant la plupart des enfants entachés d'hérédité ont une conformation thoracique défectueuse.

3° Au lymphatisme appartient la phthisie accusée dès l'enfance par les formes arrondies, le teint rosé, les chairs fraîches et molles, une peau souple veinée de bleu, les cheveux fins et blonds, les grands yeux doux, ombragés de longs cils, en un mot, ce qui fait un joli enfant; mais, plus tard, c'est la dyspepsie, la chlorose, l'anémie, la bouffissure, le ventre gros, les jambes grêles, la croissance rapide, les palpitations, les rhumes fréquents, l'hémoptysie...

4° La phthisie spontanée, peut-être consécutive à l'inflammation chronique, est la plus rare; c'est un état général de consomption avec la fièvre hectique, l'atrophie, la peau terne, sèche, terreuse, le squelette anguleux, sans harmonie; c'est la phthisie aiguë, galopante; on peut y voir la maladie confondue avec l'affection.

Le tubercule étant l'expression de la phthisie, on est tenté de lui donner une importance qui fait négliger l'affection primitive générale, et les malades ne s'occupent guère que de lui. Cependant le mal ne vient point sans précédent; il ne cède jamais si la constitution n'est pas modifiée. Le tubercule n'a rien de *sui generis*, et ne semble pas inoculable ni toxique, ni virulent, il est passif; mais, comme le parasite qui s'attache au végétal malade, il suppose un organisme détérioré, un état vicié; c'est probablement le sang veineux qui le sécrète, comme la graisse, dans les parties où le tissu conjonctif a le moins de résistance. Suivant un médecin anglais, le tubercule serait formé par la graisse que le pancréas émulsionne imparfaitement; c'est bien possible. On a parlé d'une névropathie chronique analogue au diabète, mais affectant les nerfs qui président aux sécrétions. Ne prend-on pas ici l'effet pour la cause? Dans toutes les maladies qui amènent l'épuisement ou diminuent l'activité respiratoire, il y a glycosurie. Nous trouverons peut-être un jour dans les centres nerveux l'origine immédiate des lésions inexpliquées.

Le microscope, qui saisit l'évolution et les aspects du tubercule, ne donne pas encore le dernier mot de sa nature, parce qu'elle n'est point la même dans tous les cas; cependant, nous savons qu'il est formé par des éléments primitifs dégénérés; produit pathologique, agrégat celluleux, incapable d'organisation, il n'a point le support d'une vie propre; ce n'est pas lui qui tue, c'est l'hyperémie, c'est l'obstacle qu'il apporte à l'hématose, en sorte que l'asphyxie est la limite de la lutte.

Devons-nous assister inactifs à cette combustion qui souvent est jugée sans ressource? Dans les bonnes conditions d'air, de climat, de milieu, d'hygiène qui sont à notre disposition, il est possible d'obtenir quelque chose des révulsifs, des caustiques employés hardiment et de bonne heure; on parvient à modérer ou ralentir le travail avec les sédatifs de la circulation, les cyanures, les bromures, le tartre stibié, l'ipéca, la digitale, etc.; 2° avec les hypophosphites, les iodures, les dépuratifs, plus tard avec les phosphates, les ferrugineux (1), l'huile de foie de morue, et, dans toutes les périodes, avec les sulfureux, les opiacés, l'arsenic, le quina...; le sulfate de quinine décongestionne visiblement tous les viscères fluxionnés, le foie, la rate, le cerveau, les poumons et le cœur. Cette médication est encore plus logique en vue de la phlegmasie : j'ai rendu la santé, par la quinine seule, à une jeune fille dont les parents et le médecin désespéraient, non sans raison; elle avait un mal intermittent qui aurait pu devenir pernicieux par sa durée; elle est mère de famille depuis douze ans.

Je n'hésite jamais, parce qu'il n'y a point de contre-indications, à donner la quinine pour la fièvre périodique ou continue, comme pour les sueurs, et je lui reconnais une grande part à la cessation de la toux, au retour du sommeil et de l'appétit.

Par ces moyens, avec le silence et le repos, avec un bon régime, nous pouvons obtenir une trêve qui donne du temps. J'accepterais un traitement plus sûr; je ne croirai jamais qu'il est permis de ne rien faire.

A moins d'admettre pour la phthisie une préexistence absolument fatale, que rien ne prouve, il faut croire que nous pouvons quelquefois neutraliser l'évolution tuberculeuse, la prévenir ou la borner. Après un changement d'hygiène ou de milieu, par le fait d'une éruption ou d'une crise, on obtient un temps d'arrêt, de

(1) Le fer, qui n'est pas bien supporté dans la ville et au lit, parce qu'il a besoin d'exercice et d'oxygène pour être assimilé, agit presque sûrement à la campagne et au grand air.

tolérance, et si la guérison n'est pas commune, accusons moins les ressources de l'économie et l'impuissance des moyens, que le doute du médecin et l'inconstance du malade. Celui-ci, méconnaissant ce que pourraient le temps et la volonté, se traite sans méthode; il accepte volontiers les promesses du charlatan, s'il n'est plus encouragé; on en voit qui s'étourdissent *pour mener une vie courte et bonne;* quelle erreur et quelle déception! En 1837, j'avais à bord un jeune chirurgien plein d'avenir, mais voulant profiter de ses années dont le nombre avait été fixé... Il fait honneur à la marine, et sa santé ne laisse rien à désirer. Qui n'a pas été surpris de la résistance et de la force d'un malade qui est rassuré? Je ne veux pas qu'on l'endorme et qu'on l'abuse, en perdant un temps précieux; mais l'espérance est une force que l'on doit faire valoir à son profit.

Des phthisiques ont guéri à la suite de blessures, de coups d'épée traversant une masse tuberculeuse : le bistouri ou le caustique ne pourraient-ils, dans un cas donné, intervenir aussi heureusement, et n'est-ce pas une opération à tenter quand nulle autre voie de salut n'est possible? Je l'ai faite, à la prière du médecin, des parents et du malade; l'hémorrhagie ne permit pas de pénétrer jusqu'au siége du mal, mais ordinairement les adhérences éloigneraient cet accident.

La phthisie serait plus curable si les poumons étaient susceptibles de repos comme d'autres organes; d'où résulte le précepte de l'inaction relative, de la diète respiratoire. Le régime est encore plus utile au poumon qu'à l'estomac; or, la respiration libre dans un air pur et tempéré, se précipite vers les hauteurs et devient incomplète sous la ligne, où l'air ne contient plus la proportion normale d'oxygène. L'hématose, qui devient laborieuse pour le phthisique, est encore plus pénible quand la marche, l'ascension ou l'effort, accélèrent le mouvement respirateur; la fatigue est excessive pendant la digestion qui le condamne à l'immobilité; il faut donc lui assurer l'oxygène, l'aliment et le milieu que son état réclame. Avec ces conditions tous les remèdes réussissent.

Des médecins, en modérant la combustion pulmonaire par un excès d'acide carbonique, se proposent de combattre la fluxion qui préside au travail de la tuberculose : ce régime, applicable aux affections pulmonaires aiguës, s'obtient mieux en respirant le moins possible, dans un air pur et doux, en réduisant le mouvement respirateur par le silence et l'immobilité. Le poumon n'est-il pas ainsi dans le cas de l'estomac qui digère sans peine et répare beaucoup mieux avec des aliments très-nutritifs sous un petit volume? Voilà, je crois, la vraie diète pulmonaire. Celle-ci ne consiste pas à gravir les montagnes pour avoir un air moins dense et moins oxygéné; s'il en était ainsi, nous irions chercher la santé sur les pics du Mont-Blanc ou de l'Hymalaya, tandis qu'au-dessous de ces hauteurs les animaux et les plantes ne peuvent subsister. N'oublions pas que la composition normale de l'atmosphère est rigoureusement celle qui convient à l'entretien de notre vie, et que nous souffrons aussitôt que la proportion d'oxygène est modifiée. Ce qui est avantageux, c'est de respirer cet air pur sans fatigue et dans le calme, c'est de mettre l'organe souffrant à la diète de mouvement, de fonctions, de fièvre, d'irritation.

Conclusion. Qu'elle soit héréditaire, acquise, accidentelle, conséquence de l'herpétisme, de la scrofule ou de l'inflammation, la phthisie pulmonaire est susceptible de guérir dans toutes ses périodes comme celle des glandes, comme toutes les maladies que l'on peut développer, mais nous ne savons pas distinguer *à priori* les cas qui se prêtent le mieux à une bonne fin. On la prévient chez les enfants, on l'enraye dans la jeunesse; à tout âge elle est curable, et quand l'issue devient fatale, ce n'est pas toujours la faute de la maladie. Je souscris donc sans peine à cette proposition de Pidoux, qui a paru exorbitante : « La phthisie est, de toutes les maladies organiques, la moins difficile à guérir. » Voyons-nous guérir plus souvent le cancer, la scrofule, les névroses cérébrales et leurs suites, le diabète, l'albuminurie, la gravelle, les affections des os, du foie, de la vessie? La comparaison est en faveur de la phthisie.

J'entends une guérison relative et compatible avec la vie, mais point la guérison complète avec réparation du tissu pulmonaire; il est absolument impossible que la cellule tuberculisée devienne perméable et que le sang y soit oxygéné; là où vient le tubercule il n'y a plus de cellule, mais un produit morbide, un vrai corps étranger soumis aux forces de l'absorption.

La guérison s'obtient dans une proportion qu'il ne faut pas chercher dans les centres populeux; encore moins dans une salle d'hôpital, où la thérapeutique, désarmée de ses moyens hygiéniques, se réduit à l'action des médicaments qui ont peu de valeur en face des cachexies. Elle a lieu plus souvent dans un air pur, où la constitution se fortifie; alors l'engorgement peut se résoudre dans les points envahis par l'inflammation, et ces parties deviennent perméables autour d'un ou de plusieurs foyers, qui peuvent disparaître en laissant un suffisant espace à la respiration.

La phthisie est un état constitutionnel que l'on produit à volonté chez les animaux, en viciant leur nutrition; bien avant le tubercule, il existe une altération du sang, une sorte de cachexie qui est l'opposé de la pléthore artérielle, et son point de départ est ordinairement une lésion des centres nerveux, amenant des troubles digestifs, la dyspepsie, la chlorose, l'anémie, avec fièvre quotidienne, chaleur et aridité de la peau, insomnie, douleur lombaire, céphalalgie, diarrhée, amaigrissement..., phénomènes communs chez l'enfant tuberculeux.

Dans toutes les affections constitutionnelles, il est probable que le sang, privé de l'influx nerveux régulier, n'a plus son aptitude aux transformations que l'alimentation subit dans l'organime; les sécrétions, ne livrant que des produits dénaturés, déposent des granulations tuberculeuses, des noyaux cancéreux, suivant la diathèse. Il se forme des adénites scrofuleuses, des poussées vers la peau et les muqueuses, des taches, des ecchymoses, des pétéchies..., ou bien c'est un excès d'acide urique, avec la goutte et la gravelle; c'est l'albuminurie, le diabète; et il y a toujours une irritation nerveuse, un défaut d'équilibre, puis une altération du sang, des produits à rejeter, enfin la cachexie.

Dans la phthisie, la fièvre et la maigreur donnent

souvent la mesure du mal; aucun état ne fait dépérir aussi vite; c'est pourquoi le retour de l'embonpoint annonce infailliblement celui de la santé.

Il est facile de comprendre la puissance des moyens qui reconstituent le fluide nourricier; à ce titre, l'eau sulfurée, qui augmente la puissance digestive, qui agit spécialement sur la muqueuse pulmonaire, exerce encore un effet tonique réclamé pour les affections lentes, aussi bien sur l'économie que sur les organes souffrants.

On dit que l'eau sulfureuse est nuisible au second degré de la phthisie; c'est vrai dans certains cas et pour certaines eaux; mais un bon nombre de malades ayant des excavations, emportent d'Allevard un bien-être évident qui les ramène plusieurs années; est-ce l'air qui les vivifie, est-ce l'eau, le climat, le régime, la vie nouvelle, ou bien le traitement par les inhalations? Quoi qu'il en soit, une eau qu'on peut administrer sans crainte, dans la phthisie parvenue au ramollissement, est plus apte à guérir quand le mal est moins avancé, peut-être à le prévenir chez les enfants prédisposés.

La période hectique admet peu d'amélioration ; est-ce un motif de proscrire les eaux quand on ne peut compter sur un autre secours? Le doute justifierait une cure incertaine, mais l'auscultation ne prononce pas toujours avec certitude entre la phthisie et les affections non tuberculeuses des poumons. J'ai partagé souvent l'opinion de confrères envoyant un malade avec les signes apparents de la tuberculose, et quelquefois après la saison les symptômes n'existaient plus. D'ailleurs, le pronostic nous appartient encore moins;

si l'on voit se terminer fatalement des maladies dont le début n'avait rien de grave, il est aussi des guérisons que tout faisait croire impossibles : un jeune Anglais, d'une constitution quelque peu caractéristique, fut surpris de l'exclamation du médecin qui le recevait à son retour d'Hyères. Le célèbre spécialiste avoua qu'il avait désespéré de son état.

Dans toutes les affections chroniques, nous devons moins considérer le point lésé que l'état général et le tempérament, la force et l'âge des malades; il en est qui n'ont de la phthisie que l'éruption ; ils guérissent en changeant d'hygiène ou de climat, ou bien en retombant dans leur cercle pathologique habituel; d'autres seront frappés mortellement avec les apparences d'une belle santé; ils avaient une constitution tuberculeuse, on a dit qu'ils mourraient phthisiques alors même qu'ils seraient sans poumons. La phymie n'est pas toujours identique, amenée par la même cause, ni suivie des mêmes désordres; elle est un accident ou une diathèse... Dans la première enfance, la méningite tuberculeuse est mortelle en peu de jours ; le carreau va moins vite en raison de son siége ; dans la jeunesse, la phthisie est rapide, au moment où les forces utiles au developpement sont attirées vers le point faible ; à l'âge mûr, le mal n'est pas aigu, il procède avec lenteur, parce qu'il y a peu d'inflammation, quelquefois il aboutit à l'emphysème, à l'asthme, à la bronchorrhée; enfin, de vieux phthisiques vivent longtemps avec des cavernes; je connaissais un vieillard condamné depuis quinze ans par des confrères qui ne sont plus, il est mort à 83 ans, et sa caverne en avait 60.

On ne peut pas donner aux observations une confiance aveugle, et c'est fort juste, il est rare qu'elles ne démontrent pas tout ce qu'on veut prouver; cependant je choisis un petit nombre parmi les cas reconnus et signés de noms respectés. Il n'est pas un seul de ces malades pour lequel j'aurais voulu conseiller les eaux, mais je suis aujourd'hui plus confiant.

J'ai cité bien des fois une dame qui était au dernier degré du marasme provoqué par le ramollissement d'un amas tuberculeux; peau terreuse, émaciation très-avancée, pâleur cadavérique, hémoptysies, diarrhée colliquative, crachats gris purulents extrêmement fétides, respiration caverneuse, gargouillement, pouls misérable, sueur froide visqueuse. Cette malade, au mois de janvier 1857, rendit plus de deux litres de sang dans une seule nuit..., à la fin de l'hiver, elle avait pris un embonpoint très-remarquable, toussait fort peu, se promenait sans oppresssion, et depuis quinze ans la santé s'est soutenue. Or, bien après que la guérison eut été constatée devant moi par son médecin, cette malade ayant bu de l'eau de Léchelle, un prospectus enveloppant la panacée lui a attribué les honneurs de la cure, en prétendant que j'avais désespéré de son état. *Sic vos non vobis ; erudimini qui medicatis.*

J'ai reçu aux eaux d'Allevard, en 1857, une jeune dame parvenue au même degré de consomption, avec antécédents et signes non douteux; on la portait dans mon cabinet, dans sa chambre et dans la salle d'inhalation; après un mois de traitement et de *silence*, elle se promenait dans le jardin, digérait bien et dormait sans sueur, elle avait eu le courage de se taire.

M. P..., trente-deux ans, à la suite de la grippe et surtout avec une prédisposition bien caractérisée, coryza chronique, laryngite et aphonie complète. La douleur vive, l'extrême difficulté de la déglutition et la nature des crachats indiquaient l'ulcération. Après vingt-cinq jours d'aspiration, d'injection gutturale et de bains, il se *sentait guérir* et prenait une coloration qu'il n'avait jamais eue. Je ne connais pas d'autre exemple de ce genre, notons-le pour conseiller la prudence et l'espoir.

Mme X..., trente ans, phthisie aiguë, quinze hémoptysies, matité absolue, vibrations très-marquées au côté droit, suffocation, décubitus dorsal, bronchophonie, murmure vésiculaire absent sous les clavicules, craquements qui tendent à l'humidité, râles muqueux en arrière; plus bas, râles crépitants... Silence absolu, lait le matin, eau portée jusqu'à deux verres graduellement et par petites quantités, demi-bains, aspiration froide, pédiluves; au départ, le vingt-sixième jour, plus de craquement ni d'oppression, retour des forces sentiment de bien-être parfait.

Mme X..., quarante ans, phthisie lente, affections de l'utérus, hémorrhagies excessives, anémie, fièvre continue, son mat, respiration nulle aux sommets. — Silence, eau par gorgées, aspirations froides, pédiluves, peu de bains, injections, quinquina, frictions, toniques, etc. Après un mois, état satisfaisant, respiration lente complète, 75 pulsations.

M. X..., de Paris, dix-neuf ans, maigre, sueurs nocturnes, fièvre, hémoptysies, engorgement tuberculeux aux deux sommets, matité sous les clavicules, vibration accentuée du côté droit, respiration souffrante et saccadée, craquements épars en arrière. — Après un mois, son clair, respiration nette à peu près partout, sans craquement.

M. H..., dix-huit ans, maigre et faible à la suite d'une croissance très-rapide, herpétisme, palpitations, fièvre continue, épanchement pleurétique, hémoptysies, matité fort étendue, respiration saccadée, bruyante sur plusieurs points. — Amélioration notable qui persiste après l'hiver.

M. D..., Nord, vingt-quatre ans, pâle, anémique, son mat à droite, bronchophonie, râles muqueux sur les deux côtés, voix éteinte, palpitations, hémoptysies, sueurs nocturnes, fièvre, oppression, crachats purulents. — Eau jusqu'à trois verrées à la fin du traitement, aspirations froides, quelques bains, frictions générales. En moins d'un mois, crachats aérés, voix nette, plus de sueurs, pouls à 86, plus d'oppression, force et coloration, quelques râles épars.

M. D..., Midi, quarante ans, maigreur, peu d'élasticité des parois thoraciques gauches, vibration très-marquée, respiration nulle au sommet, rude, frôlante au-dessous, bronchophonie, palpitations, hémoptysies. — Eau, bains, aspirations, douches locales, pédiluves. Au départ, respiration nette sur tous les points et plus de toux.

M. X..., vingt-trois ans, asthme avec emphysème, accès fréquents de suffocation, accès plus violent en juin à la suite du froid, et depuis cette époque, oppression tous les matins au moment où la malade change de position, peau sèche, fièvre. — Eau en boisson, aspirations chaudes et froides, demi-bains, douches locales pendant l'accès, sueurs très-abondantes après lesquelles sont rétablies les fonctions de la peau, et l'oppression disparaît sans retour.

M. P..., quarante-sept ans, asthmatique depuis longtemps, catarrhes successifs, vertiges, troubles nerveux, maigreur extrême, toux continue, son clair, emphysème, respiration laborieuse, sifflante, râles sibilants du côté gauche. — Repos, frictions, eau par quart et demi-quart de verre, aspirations froides prolongées, bains de siége, demi-bains, douches locales. Guérison avec retour des forces.

M. S..., quarante-ans, très-maigre; rhumes fréquents, hémoptysies, matité aux deux sommets, vibration des parois, retentissement notable de la voix, rhonchus graves, râles muqueux à grosses bulles. — Demi-bains, bains entiers, eau portée graduellement à quatre verres, aspirations froides prolongées. Le malade se déclare satisfait et guéri après un mois.

M. C..., soixante-deux ans, catarrhe; tous les hivers toux incessante, râles muqueux à droite; pneumonie aiguë. — Potion stibiée, vésicatoires aspirations tièdes le matin, froides après midi; guérison après dix jours. Traitement continué.

M. T..., douze ans, production hétérogène aux deux sommets, pâleur et faiblesse extrêmes, 160 pulsations. Fièvre hectique, diarrhée, râles muqueux, gargouillements sous les deux clavicules, beaucoup plus marqué en arrière, respiratiou amphorique, toux et crachats caractéristiques, vibration des parois. — Boisson par cuillerées, inhalation froide par minute, arrivant jusqu'à trois heures les derniers jours, pédiluves, un demi-bain, quina, frictions toniques. Après un mois, pouls de 85 à 80. Sommeil et appétit, coloration normale, assez de force pour supporter la promenade.

Mme F..., trente-deux ans, épuisée par des couches rapprochées, était l'image de la phthisie, confirmée par l'auscultation. Les baigneurs se détournaient avec peine quand on la conduisait au bain. Etonné de la voir un jour chez moi, je cherchais un motif d'espérance et ne savais comment aborder la médication. Je découvris une leucorrhée très-abondante accompagnée de dyspepsie. Le traitement fut tout d'abord dirigé sur ce point, et les eaux furent bien supportées quand la perte cessa. La malade revint trois ans de suite et passa les hivers dans le Midi; elle eut encore plusieurs hémoptysies; mais enfin elle jouit de la santé qu'on peut avoir avec une constitution tuberculeuse.

Ces exemples, que je pourrais multiplier, sont bien loin d'être la règle ; mais avouons que la constance n'est pas non plus ordinaire au malade; admettons-les comme des exceptions enseignant à ne jamais désespérer avec les sujets dociles. Que de malades sont soulagés en peu de jours d'une façon inespérée ! Combien d'autres succombent après une amélioration qui donnait un espoir légitime !

La prudence augmenterait beaucoup le chiffre des guérisons; mais les convalescents ne prennent aucun soin dès qu'ils n'ont plus l'aiguillon de la peur, et rechutent souvent par leur faute ; en médecine comme en affaires, il est plus malaisé de conserver que d'acquérir. Plus d'un malade ayant passé l'hiver dans le

Midi, a succombé l'année suivante au premier rhume contracté dans le Nord, quelquefois en sortant du théâtre ou du bal. Il ne voulait pas croire qu'il était encore plus vulnérable qu'avant sa maladie.

Nous serions plus heureux s'il était accepté que la phthisie n'est pas moins accessible à nos moyens que d'autres maux; la conviction des malades les rendrait persévérants; par malheur, tous les praticiens ne la possèdent point et ne croient pas utile de les encourager, ne serait-ce pas encore une bonne médecine? il y a dans l'homme une incroyable résistance, un invincible instinct de conservation.

Quand je suis consulté à propos de mariage, la condition expresse est d'attendre que la respiration devienne irréprochable et la poitrine exempte de matité, de râles ou bruits anormaux; je veux entendre nettement le son vésiculaire, et je crains l'obscurité comme l'essoufflement, les vibrations et les bruits saccadés. Je crains encore l'essoufflement, l'anémie, l'hystérie, les troubles nerveux l'agitation, les flux abondants; je crains beaucoup de choses, parce que la conception et surtout l'allaitement sont quelquefois le signal de la phthisie ou de la consomption sans tubercule. Le mariage est une rude épreuve définitive et sans remède, qui détruit les santés d'apparat, qui va donner une chétive génération, ou bien une famille vigoureuse et féconde. La jeune fille peut guérir, elle serait compromise par la grossesse. Dans le doute, il est sage d'incliner vers le parti prudent quand il ne serait pas le plus prompt, ni le plus brillant. C'est que les vices de l'ascendant, les affections, les diathèses s'aggravent dans la famille;

les enfants d'un homme faible, sont plus faibles que lui dans les mêmes conditions.

> Ætas parentum pejor avis tulit
> Nos nequiores, mox daturos
> Progeniem vitiosiorem. H.

Les mariages les plus sains sont toujours les plus utiles. Platon *de Rep.*

J'ai vu mourir, après ou avant la grossesse de jeunes femmes mariées contre mon avis; mais le nombre est bien plus grand des malades qui meurent parce qu'on a voulu qu'une saison suffît à la guérison; on le voulait pour ménager l'amour-propre ou des combinaisons. Si des parents exagèrent le danger, d'autres ne croient pas aux maladies qui menacent leurs enfants ; j'en ai vu qui ne leur permettaient ni de souffrir ni de tousser.

Je ne sais pas si nous apprécions à sa valeur l'effet des eaux, mais il est vrai que les catarrheux se trouvent bien à Allevard, qu'ils toussent moins après deux ou trois jours de traitement, qu'ils toussent peu ou point durant l'hiver, et supportent mieux le froid. Un de nos habitués répète volontiers : Depuis que je prends vos eaux, je suis plus vieux, cependant je vaux beaucoup plus.

Ici nous devons faire une part légitime à l'air, à l'hygiène et au repos. On peut, aux eaux, plus librement s'isoler, se recueillir, accorder à la santé le temps que les affaires absorbent trop souvent; la plus sûre médication du pulmonique est celle du mois d'août, et nous pensons que l'air est un auxiliaire indispensable au régime des eaux. Le malade qui fuit la ville et ses occupations change subitement ses habitudes, il est impressionné par l'aspect des hauteurs et par les distractions; il respire à l'air libre, et sent la vie se réveiller ; l'excitation est bien vite manifestée par l'appétit, l'activité, le besoin de locomotion, et l'accomplissement des actes réparateurs. Que manquait-il aux prescriptions les plus sages du médecin ? Un changement de lieu, et la fuite des causes qui pouvaient entretenir le mal.

Applications à l'herpétisme. — La médication sulfureuse est celle des maladies où le vice herpétique est entré comme cause ou effet. Ainsi que toute diathèse, l'herpétisme est une infection mère, une sorte de parasitisme qui entache, l'économie, la famille, l'individu, et joue un rôle capital dans les tempéraments, les crises, les maladies. Ne procédant jamais comme l'inflammation qui souvent l'exaspère ou la déplace, il obéit à des influences générales spécifiques, sidérales, quelquefois périodiques ; avec ou sans signe précurseur, il affecte un organe, une région, puis tout à coup fait explosion, s'étend, se substitue à d'autres maladies, les complique ou les juge, il se jette alternativement sur divers points, avant de se fixer, et ne laisse pas toujours une trace visible ; mais ce qui nous empêche de le saisir, c'est qu'il est propagé par voie d'hérédité sans garder la livrée de la tache primitive ; il peut se développer dans une sorte d'incubation, avec des apparences variables et compromettre la santé, avant de laisser voir son caractère distinctif.

Les manifestations ne se bornent point à la superficie ; les dartres ne constituent pas tout l'herpétisme, et surtout leurs orifices, le tube digestif, les bronches, l'utérus les tissus parenchymateux, les os, les articulations, le sang et la pulpe nerveuse.

L'entéralgie existe quand elle a pénétré la peau interne; un grand nombre de dyspepsies, de névroses, de névropathies, se rattachent à l'herpétisme; la plupart des maladies chroniques, des voies respiratoires, l'angine, le coryza, les granulations, la bronchorrhée, l'asthme, aussi bien que la gastralgie et la métrite, sont des dartres internes, l'expression de l'herpétisme viscéral. Il y a des jetées cardiaques, cérébrales, pulmonaires, hépatiques, hémorrhoïdaires, il y a des hypochondries, des hydropisies herpétiques, et c'est souvent au milieu des transformations, qu'il faut découvrir le germe de l'affection.

L'expérience montrera que chaque maladie, ou groupe de maladies, a son signe extérieur, son éruption correspondante : les typhus ont des rougeurs, des taches, des sudamina, la peste a ses bubons, la fièvre jaune ses pétéchies, ses ecchymoses, la fièvre des marais laisse ordinairement un herpès labial, toute fièvre éruptive est un état général signalé par l'exanthème; on connaît les taches hépatiques, le masque puerpéral et la miliaire puerpérale, on connaît l'eczéma du rhumatisme et de la goutte; souvent la péritonite est suivie d'une éruption ; toutes les cachexies, le paludisme, l'anémie, impriment sur la peau leur caractère distinctif. La couperose, les acnés sont le partage des constitutions molles et lymphatiques, l'urticaire est occasionné par certains aliments ; les poisons déterminent tous une sorte d'exanthème; ce sont des taches noires, des marbrures, des papules dans le narcotisme; la belladone et les autres solanées produisent des éruptions, il en vient à la suite des médications pas le camphre, le cubèbe, la térébenthine, l'iodure potassique, les mercuriaux, mais aucune affection ne produit une aussi grande variété de dermatoses que la syphilis.

L'herpétisme essentiellement chronique et constitutionnel est borné, fixe, localisé, ou bien diffus, mobile, et rampant comme la dartre, il est dans sa nature de s'altérer, se transformer, se déplacer; avec l'âge il change d'aspect, de siége ou de forme; après l'impétigo, un enfant mal nourri deviendra catarrheux, asthmatique, dartreux, et c'est toujours le même germe. Les divers membres d'une famille peuvent avoir des érythèmes, de l'herpès, la teigne, l'arthritisme, la phthisie, ou la scrofule; disposition qui est souvent indiquée par la rougeur du bord palpébral, au moment du réveil chez l'enfant.

Les diverses manifestations arthritiques et bronchiques peuvent alterner dans les générations, en prenant un nouvel aspect, une forme plus sérieuse ou plus profonde, et ce qu'on voit dans la famille a lieu chez l'individu assez souvent pour qu'on en tienne compte. Bien des faits pathologiques, des surprises, des complications, des guérisons resteraient inexpliqués, sans la lumière des antécédents.

De jeunes filles qui ne manquaient pas de fraîcheur, avaient un développement remarquable avec une extrême sensibilité, quelque chose de bizarre ou d'excessif; au moment de l'adolescence, on les voit maigrir, se déformer, pâlir, s'atrophier, quand le travail qui amenait l'embonpoint se jette sur la peau, ou les organes reproducteurs. Ne touchons pas aux éruptions, elles disparaîtront insensiblement et sans dommage, mais à la suite des perturbations, un organe important serait peut-être menacé.

Il arrive que la disposition herpétique de l'enfant, se modifie ou change après quelques années, pour devenir dyspeptique, arthritique ou rachitique, elle tourne à l'asthme, à l'hypochondrie, à la névrose, au diabète, quelquefois aux lésions chroniques.

On reconnaît souvent que le vice entré dans la famille se transmet avec le germe, se perpétue en changeant de forme et de siége, presque toujours en s'aggravant, et ne disparaît guère que par extinction. Nous pouvons guérir une maladie qui en est l'accident ou la crise, mais la diathèse suit son cours à travers les générations, elle est à la race comme la maladie est aux individus.

Des sujets herpétiques sont pris d'accidents sérieux vers l'appareil respirateur au moment où disparaît une dartre habituelle; c'est qu'il existe un antagonisme, ou plutôt une solidarité pathologique entre la peau et les muqueuses; il s'y fait un déplacement alternatif par lequel tous les étés ramènent, sur la peau, les sécrétions que le froid refoulait vers les bronches. Les affections hivernales ne sont pas comme celles de l'été, le catarrhe cède aisément dans la belle saison, et l'hiver met obstacle à la guérison. Des maladies intestinales sont de même nature que celles de la peau et se co portent de la même façon : les éruptions se propagent souvent de la face au larynx, à l'oreille moyenne et aux fosses nasales; beaucoup de coryzas sont herpétiques, et l'angine pharyngienne, qui accompagne les bronchites, n'a souvent pas d'autre cause. L'herpétisme est quelquefois l'origine des leucorrhées, des pertes séminales, des dyspepsies, de l'hypochondrie et de la consomption. L'eczéma se transmet aux organes génitaux ; on voit peu de métrites simples, il en est qui sont dues à l'herpétisme ; en effet, le prurit, la rougeur, l'engorgement, les granulations, l'hypertrophie, l'ulcération, les pertes, la douleur, les accidents névropathiques se montrent successivement chez les personnes lymphatiques, de même que l'éruption dartreuse à ses diverses phases. L'herpétisme est donc le principe d'une foule de maladies rebelles et mobiles qui abondent aux eaux, telles que la bronchorrhée, les névroses, l'hypochondrie, la dyspepsie, le tic douloureux, la surdité, les bourdonnements, qui semblent l'expression d'une même diathèse.

Tout cela est applicable à la scrofule, au rhumatisme, à la goutte, à la syphilis ; toutes les cachexies occasionnent des affections rebelles du poumon ; la syphilis, portée sur les muqueuses, détermine une sorte de *tabes* et marque de son cachet des maladies qui paraissent bien après l'infection ; toutes celles qui affectent les goutteux ont aussi des traits particuliers ; il n'est donc pas indifférent de rencontrer une phthisie sans précédent diathésique ou bien avec un herpétisme, un vice dégénéré. Ce sont les diathèses que la sulfuration atteint le mieux ; elle les met en évidence, et, peu à peu, les substitue à la phthisie acquise ou engendrée par la tache primitive.

Ainsi s'explique la guérison de pulmonies réputées incurables chez les sujets atteints de dermatoses. Il suffit d'observer une trace, un souvenir d'herpès pour insister sur la médication qui atteint le principe caché. Par malheur, un préjugé très-répandu contre la dartre éloigne trop souvent l'aveu d'un vice humoral, et ne permet pas toujours de remonter à la source du mal. On avoue la syphilis, mais l'homme le plus sensé voudrait cacher un mal qu'il ne croit pas curable et qui lui semble un motif de répulsion. Disons bien haut que les dartres guérissent mieux que d'autres maladies et n'entraînent pas nécessairement l'infection du sang; ajoutons que chez quelques personnes, la santé dépend de l'herpétisme, et décline aussitôt que le travail habituel abandonne la peau. Gardons-nous de vouloir tout guérir quand même, on peut mourir d'un remède ou de la guérison; il est sage de laisser au tuberculeux une fistule, un cautère, un eczéma, des hémorrhoïdes. On fait bien de respecter certaines bronchorrhées, la chlorose, les jetées herpétiques; « car dans une famille tu« berculeuse, des malades soumis à une indisposition « qui leur laisse une vie précaire, payent leur dette « héréditaire plus tard que ceux dont la santé parais« sait florissante » (Trousseau).

Il est facile de dire pourquoi les eaux sulfurées atteignent tant de maux divers, et comment elles ont des effets prompts, décisifs, évidents; c'est que l'herpétisme est partout, et gagne du terrain; il a sa part dans toutes les affections et les états chroniques, et ici, nous sommes sûrs de notre voie, car en face d'un vice déterminé, nous rencontrons le médicament spécial incontestable. Pour ce vice, on peut l'affirmer, l'eau sulfureuse est beaucoup plus efficace que les autres, et celle d'Allevard doit l'emporter en raison de sa richesse,

CHAPITRE VI

CONSEILS AUX BAIGNEURS.

L'eau sulfureuse est altérée par la gelée, tandis que la chaleur développe ses propriétés : quand il fait chaud, le principe sulfureux est librement éliminé par la transpiration, mais le froid le retient sur les muqueuses qui déjà sont fluxionnées par le refoulement concentrique des humeurs. En hiver, les accidents propres aux sulfureux deviennent plus communs; j'ai vu pendant quatre mois l'hémoptysie déterminée par une seule bouteille d'eau Bonne qui était ordonnée pour chaque époque.

Je signale comme un danger, l'habitude qui prescrit, en hiver, l'eau sulfurée pendant quinze jours tous les mois. J'apprécie peu les ordonnances préventives, avec une eau transportée, moins pure, moins efficace, pour le malade éloigné, dans un autre climat, et si on invoquait la pratique d'Amélie, je dirais qu'elle est illusoire; on y boit fort peu en hiver, l'exception ne regarde que les militaires envoyés en coupe reglée, par escouade, par saison, et traités par ordre supérieur.

M. O. Henry a concentré les eaux par la congélation pour les réduire au huitième, au dixième de leur volume; l'expérience nous apprendra la valeur thérapeutique de ces préparations; mais on sait que les eaux naturelles ne sont pas utilement remplacées par les factices; il vaut mieux les prendre à la source, l'évaporation les affaiblit, et l'air détruit l'essence des eaux chaudes; il est absolument impossible de les former de toutes pièces; on ne peut les modifier sans les dénaturer. Quel bien peut résulter de la congélation?

La saison de la cure est celle de l'été : le temps sec est le meilleur; quand il y a du froid ou de la pluie, on ne se baigne qu'avec précaution, et les eaux ne sont pas aussi bien tolérées.

L'établissement s'ouvre à la fin de mai, il se ferme plus tard que ceux de même genre qui sont tous moins favorisés par le climat. Le traitement se fait bien en septembre et ce mois est peut-être dans l'Isère le plus beau de l'année.

C'est le temps qui doit donner le signal aux malades; ceux qui prennent deux saisons, qui veulent éviter l'encombrement et ne recherchent pas le bénéfice des chaleurs, trouveront un avantage au début de la campagne; ils peuvent arriver quand le ciel n'est plus sombre à Paris ou à Lyon; il est rare que celui de l'Isère ne soit pas beau les premiers jours de juin. Cette époque, à laquelle nous donnons la préférence, est la plus agréable, elle à le privilége des longs jours, du ciel pur, sans froid ni chaleur excessive; les matinées sont tièdes, il n'y a point de rosée, les pluies sont rares, tous les soirs, on peut se promener, rester à l'air jusqu'à neuf heures, ce qui donne aux baigneurs plus de loisir, de liberté, de distraction et de bien-être. La saison de juillet n'a pas d'autre inconvénient que celui de la foule; c'est le règne des salons, des bals, des promenades; on y trouve plus d'entrain, et l'excès de chaleur me paraît compensé par la facilité de la sulfuration; les plus chaudes journées donnent toujours le meilleur traitement. En dernier lieu les vacances ramènent la foule studieuse et non moins animée des collégiens, des professeurs et des touristes; chaque époque a son type et sa physionomie.

La gorge d'Allevard, courant du nord au sud, est défendue contre le vent, à l'est, par le mont Ouvrard; à l'ouest, par Brame-Farine, qui ont 1,000 et 1,200 mètres de hauteur; il en résulte que le soleil se lève tard et se couche de bonne heure; 2° que l'immobilité de l'atmosphère occasionne quelquefois, même en face des glaciers, une chaleur pénible. Dans une chambre, au sud-est, le thermomètre indique au milieu de juillet de 25 à 27 degrès, je l'ai vu rarement à 28; l'été de la montagne est toujours plus supportable qu'à Paris et à Lyon; ce qui frappe le plus c'est l'absence du vent et la placidité de l'atmosphère.

A la fin de juillet, on éprouve quelquefois le besoin d'un air plus vif que celui de la vallée; c'est le moment de parcourir le jardin de la Planta et le clos de Châtaigniers jusqu'aux sapins de la Taillat. En suivant ces sentiers fleuris, on domine un vaste panorama dont les plans étagés découvrant la vue du bourg à vol d'oiseau, vont se perdre à l'horizon vers les sommets vaporeux de la Savoie.

Le climat d'Allevard est doux jusqu'en octobre; il

n'y a guère de serein ni de brouillard, et si nous exceptons les jours de pluie, qui parfois se font désirer, l'air n'est pas froid, n'est pas humide, et subit peu de commotions; il permet la promenade le matin et le soir jusqu'à la nuit; cependant, vers huit heures du soir, s'élève du Breda une brise légère qui parcourt la vallée; alors, pour quelques instants, il convient de quitter le jardin, et la grande galerie de l'hôtel principal ne serait pas un abri suffisant pour des malades. En tout temps il faut éviter les rives du torrent; il s'en échappe une poussière d'eau qu'on peut voir au soleil et qu'on ne respire pas impunément. Ce voisinage est interdit aux baigneurs qui s'enrhument souvent, et la course du Bout-du-Monde n'est possible qu'au milieu du jour; elle est moins dangereuse par les temps couverts, n'excitant point la transpiration. Ce Bout-du-Monde, reproduit de cent façons par la photographie, rappelle une jolie vignette suisse; c'est le tableau mouvant de la cascade, qui écume et mugit dans la verdure et se brise dans le torrent.

Bien que les matinées soient modérément fraîches, il convient de s'habiller plus chaudement le soir et le matin toutes les fois qu'il pleut, de se couvrir de laine au moins pendant la cure; c'est pourquoi je voudrais pour la douche et le bain le manteau de flanelle usité au Mont-Dore. Il est bon de rentrer avant la nuit, quand il a plu, en évitant les transitions, attendu que la peau est toujours en moiteur et doit l'être. L'air du matin est moins à craindre, parce que l'humidité du sol se dégage et s'élève en vapeur insensible, tandis qu'au soleil couchant, elle retombe condensée, au point de mouiller les vêtements, et laisse une impression de froid persistant. Sous les tropiques, l'air du soir donne la fièvre, mais on parcourt impunément les marécages le matin et au milieu du jour.

L'atmosphère des montagnes suffit pour augmenter l'énergie des fonctions; il ne faut donc pas se hâter de soumettre à la sulfuration un malade affaibli surmené par les fatigues de la route; pour lui, comme pour l'établissement, rien n'est plus mauvais que de prendre tout d'abord et coup sur coup la boisson, la douche, le bain, les inhalations. Une cure trop hâtée ne réussit pas bien; ceux qui vont vite s'arrêtent en chemin et font moins de traitement. On l'aborde plus sûrement quand le repos a ramené le calme des fonctions; c'est une pratique peu rationnelle de commencer au sortir « de la voiture ou le jour de l'arrivée; ce qui convient, « c'est de se reposer un jour ou deux pour donner à « l'organisme le temps de s'habituer aux nouvelles « conditions où il se trouve pour se presser au risque « de perdre son temps. » (Dupasquier.)

Quand vous arrivez aux eaux minérales, dit Alibert, faites comme si vous entriez dans « le temple d'Escu- « lape, et laissez à la porte les passions qui agitent « votre esprit. » Comment faire? Dupasquier donne un conseil plus praticable : « Entrez avec confiance et « laissez-vous aller aux impressions qui vous attendent; « ouvrez votre âme aux sensations que doit y réveiller « la vue de tous ces beaux paysages. Qui sait si la « peine morale ne cédera pas en même temps que les « douleurs physiques? »

Autant qu'il est possible, on mettra de côté le souci

des affaires; la paix et la tranquillité sont le secret de maintes guérisons retardées par le tracas du monde et l'exigence de la famille. Cet abandon, dit Rigollot, permet un doux repos inconnu sous le toit qu'on habite. Cette vie, occupée dans le rien faire, les incidents que le hasard fait naître et les aspects nouveaux d'une nature grandiose, tout cela répand sur la journée un charme qui la fait couler aussi rapide que l'oubli et le plaisir. Que de maux seraient soulagés si nous pouvions rendre la paix partout où elle n'est plus! Ce ne serait pas seulement le secours matériel qu'on irait chercher aux eaux, mais ce baume divin qui nous rend les illusions, qui raffermit les souvenirs et nous rappelle avec l'espoir la première grâce des pensées.

Le baigneur est impressionnable; il faut donc qu'il use de tout avec prudence, qu'il évite les occasions de réveiller ses maux; par malheur, il suffit de défendre une chose pour en donner l'envie. L'axiome : user sans abuser, qui convient à l'état de santé, ne suffit plus à des malades : mieux vaut défendre absolument ce qui peut nuire et se montrer plus soucieux d'être utile que d'être agréable; cependant, il est bon d'allier les distractions aux soins du traitement, de rechercher les plaisirs d'un commerce agréable, en préférant les lieux paisibles qui offrent sans fatiguer le bénéfice du paysage et de l'air pur.

Le baigneur, je ne parle que du malade, fuit les entraînements qui augmentent l'excitation, les soirées longues, les réunions, l'exercice forcé; il vit à l'air, se couche de bonne heure et se lève avec le jour. A la suite de l'étuve, de la douche et du bain, il se fait porter dans sa chambre et ne sort qu'après avoir passé une heure au lit, quand il ne reste plus de moiteur à la peau; comptez peu sur le bain qui n'est pas suivi de sommeil ou de repos; cette attention est de rigueur par un temps frais; les personnes qui ont besoin de mouvement préfèrent la réaction excitée par la promenade au soleil du matin.

Il est peu de malades qui n'abusent quelquefois de leur force; excepté dans les cas sérieux où la peur conseille la prudence, on obtient avec peine l'attention qu'ils donnent volontiers aux affaires de la vie. Dans les moments de fièvre ou de malaise le traitement doit être suspendu; on peut se reposer quand il existe un mieux notable, alors une plus longue excitation nuirait aux effets obtenus. Jamais on ne regrettera de procéder avec lenteur, et les malades impatients ne savent pas assez que le temps est nécessaire à la médication : celui ci veut l'activer parce qu'il n'éprouve aucun effet sensible; rarement il s'en trouve bien; un autre est faible, il tousse, il a de la fièvre; quelques jours de repos feraient baisser le pouls; si la cure est prolongée, l'éréthisme s'accroît, la fluxion est imminente, elle peut décider une éruption tuberculeuse; mais écoutez le refrain des baigneurs : le temps presse, il faut en finir, on m'attend pour mes affaires, j'ai des projets, des rendez-vous, j'aurai plus de temps et de patience l'an prochain : tel autre qui respire aisément l'atmosphère sulfureuse est incapable de braver la chaleur d'une étuve où la sueur épuise, il suffoque, il est pris de congestion, d'hémoptysie. A qui la faute?

Un accident de ce genre eut lieu chez un indigent qui voulait essayer l'aspiration chaude, *afin d'aller plus vite.* C'est toujours la même logique.

Il faut bien ménager la chaleur de l'étuve et du bain pour les convalescents, qui ne supportent pas les transitions, l'air chaud ni la sueur ; qui seraient disposés à l'oppression, à la syncope, aux hémorrhagies

On fait dans les hôtels des repas copieux qui ne sont pas toujours en rapport avec les besoins ; la faim est excitée par l'exemple, par l'air, le traitement, la société, le nombre et la variété des mets ; on attribue au soufre des malaises qu'on évite avec la sobriété ; il vaut mieux retrancher quelque chose à la table qu'aux prescriptions ; c'est le contraire qui se fait au détriment des organes digestifs, dont l'intégrité contribue au succès de la cure. La digestion se fait mieux au repos, et les personnes qui pensent le plus sont celles qui digèrent moins.

Sans proscrire la glace, il faut la considérer comme un excès aussi nuisible aux catarrheux que les brusques transitions ; elle excite la toux, l'enrouement et peut troubler la digestion. Elle augmente la soif, la sueur, la sécheresse de la bouche, la chaleur et l'insomnie. Avec l'eau frappée, on boit beaucoup et sans être désaltéré, on digère plus mal. Que de bronchites, de pleurésies, d'indigestions, occasionnées par un verre d'eau froide ! Le vin pur est irritant pour un gosier malade ; il passe mieux avec l'eau tiède, l'eau gommée ou sucrée ; je dois boire moins le soir, même dans la vie ordinaire.

Les Français ne donnent pas à ces détails l'attention

qu'ils méritent ; cependant on ne sert pas à Bonnes l'eau du Gave, mais seulement l'eau panée ou l'eau de riz ; dans plusieurs établissements, on bannit avec raison la cuisine épicée, les salaisons, les acides, les crudités, les pâtisseries ; en effet, les aliments lourds, les fruits verts, les sauces vinaigrées, n'entrent pas dans le régime des malades, et puisque l'eau d'Allevard resserre ordinairement, il est permis d'attribuer aux mauvaises digestions les embarras gastriques, la colique, la diarrhée, qui n'est point rare les premiers jours, surtout pendant les nuits du dimanche et du jeudi. Il n'est pas question d'un régime rigoureux ; au contraire, il faut au baigneur une alimentation réparatrice ; je ne condamne que l'abus, et je veux que l'estomac soit toujours libre, pour assurer le repos de la nuit ; le malade est en bonne voie quand il digère et dort paisiblement.

Dans toutes les stations, ce qui vaut mieux que l'eau, c'est l'air pur ; le baigneur doit le rechercher au dehors et dans son habitation. Sa chambre sera ventilée, grande, claire, pourvue d'une cheminée; ses vêtements seront de laine, chauds, légers, assez larges pour laisser pénétrer l'air et la peau respirer. On ne se figure pas tout le mal qui peut résulter de la mauvaise aération, et combien elle est contraire au développement. Beaucoup d'enfants restent chétifs, parce qu'ils ne vont plus à l'air, c'est une affaire de les sortir; on exige une mise irréprochable et des parures inventées pour gêner le mouvement ou nuire à la croissance. La jeune fille en riche toilette se flétrit dans les salons, son teint pâle est de mode ; mais elle n'a pas de sang et s'épuise au premier acte de nubilité. Demandez compte des souffrances de la femme à l'éducation mal comprise des jeunes filles, natures étiolées, dont l'âme vit aux dépens du corps, incapables de supporter l'attribut de leur sexe. (Bonnet.)

Une pièce sans cheminée doit contenir au moins 30 mètres cubes d'air pour huit heures de repos, c'est pourquoi le sommeil est lourd quand il est pris dans un espace insuffisant. Je me souviens d'un malade qui, se trouvant à merveille pendant le jour, se levait avec du malaise, des vertiges, des pesanteurs qu'il mettait sur le compte des eaux ; il allait donc partir extrêmement découragé, quand je lui fis choisir un logement plus vaste où il trouva le bien-être et la guérison. Beaucoup de personnes souffrent parce qu'ils ont une chambre à deux lits trop petite pour un seul !

Allevard démontre bien la puissance de l'aération ; en effet, l'humidité, l'étroitesse des rues et la malpropreté des maisons adossées au talus de la montagne, la vermine, la souillure des vètements, les privations, et peut-être les mariages consanguins, avaient produit une agglomération de goîtreux et de crétins ; aujourd'hui l'air circule dans les rues élargies, des constructions plus saines remplacent peu à peu les étables qui préparaient le rachitisme ; enfin les conditions matérielles s'améliorent si bien qu'en peu d'années on cherchera peut-être un spécimen de ces êtres disgraciés où l'homme reconnaît avec peine son image, triste ébauche dont le germe frappé dans le sein maternel, comme un fruit dans sa fleur, n'y trouve pas les éléments d'une complète organisation. En pensant qu'après les croisades, la France avait seize mille léproseries qui ont toutes disparu, il est permis d'espérer l'extinction du crétinisme.

On comprend la nécessité de vivre sous le ciel et non dans l'atmosphère méphitique d'une salle de réunion, de faire chaque jour un exercice en rapport avec ses forces, assez long pour favoriser le mouvement, jamais assez pour affaiblir. Or, la meilleure promenade se fait à pied ; mais une course exagérée fatigue sans profit quand le but est trop loin, le soleil trop chaud, les chemins poudreux ; elle donne de la soif, de l'agitation, de l'insomnie et la fièvre pendant la nuit. On s'enrhume aisément dans les bois quand la peau est couverte de sueur. L'asthmatique et le convalescent doivent choisir les chemins plats et s'arrêter quand ils sont oppressés ; une ascension facile ne peut nuire au baigneur qui respire aisément ; pour celui qui marche avec peine, la voiture ou le cheval sont salutaires et permettent des distractions qui ne sont point à la portée des promeneurs ; néanmoins il faut éviter les allures trop vives qui accélèrent la respiration et provoquent la toux. J'ai vu bien des malaises, des douleurs, des hémorrhagies réveillées chez les femmes par l'équitation ; ajoutons que l'âne fatigue encore plus que le cheval.

Les chevaux, les voitures, les traîneaux sont une affaire grave pour les hôtes d'Allevard, toujours sollicités par la beauté de la nature alpestre, on peut faire de la promenade une distraction, un puissant auxiliaire ; elle est utile par un temps doux, et devient nécessaire quand le malade est agacé par le traitement, quand il a besoin de repos; il fait bien d'être à l'air depuis le déjeuner jusqu'à la reprise de la boisson, et le soir jusqu'à huit heures.

Le calme est une condition indispensable aux organes souffrants; on l'obtient en se couchant de très-bonne heure, en fuyant les commotions, les excès de tout genre et les travaux d'esprit qui peuvent augmenter l'éréthisme nerveux. Ce conseil est absolu pour les malades qui ont des palpitations, des migraines, des hémorrhagies, des congestions ou des vertiges; pour les jeunes personnes habituées à la vie de famille, celles dont la croissance est pénible ou trop hâtée par l'existence du grand monde, par les veilles prolongées, les plaisirs, l'excitation prématurée, le sommeil déplacé, l'agitation, le manque d'ordre, de mesure, de repos...; mais le fruit défendu a plus d'attrait; la jeune fille qui accepte avec peine un exercice bienfaisant aura toujours assez de force pour la danse qui l'agite, et la prive de sommeil, qui lui fait perdre le bénéfice du traitement et la dispose mal aux soins du lendemain.

On ne sait pas combien le repos est nécessaire aux personnes qui ont une poitrine délicate, et quelquefois on leur défend de se coucher! Le lit n'affaiblit pas, au contraire, il répare les forces, et le sommeil supplée en quelque sorte la nutrition, car le malade étendu ne fait aucun effort et ne dépense pas, il sent plus de vigueur, on le voit bien à sa figure, à sa voix, à son humeur; souvent au milieu du jour il a besoin de se reposer, laissez-le faire, il se lève aussitôt qu'il a repris des forces; rien ne vaut un bon lit pour guérir la bronchite ou la faire avorter lorsqu'elle est imminente.

J'insiste sur ce détail parce que souvent on persécute les malades pour les tenir debout ; il en est qui meurent surmenés par l'exigence de la famille et celle du monde.

Le repos est sans comparaison le plus sûr moyen de réparation ; celui qui garderait le lit dans une chambre aérée, bien exposée, jusqu'au moment où il n'aurait plus de lassitude, qui sortirait quand le soleil est assez chaud, en faisant deux ou trois promenades chaque jour, en prenant à heure fixe la plus riche alimentation que l'estomac peut digérer ; tout cela dans le silence et dans le calme, sans nulle gêne, sans obligation d'aucune sorte, avec le moins de dépense et de mouvement qu'il est possible, de façon à réduire la vie de relation, pour donner à la vie organique toute sa liberté, celui-là serait dans la bonne voie pour végéter, pour faire du sang, et guérir.

Le principe : lever tôt, coucher tôt, est applicable à tous les baigneurs, à tout le monde ; cependant le sommeil prolongé, qui est nécessaire à la femme, aux malades, à tous les êtres faibles, souffrants ou adolescents, nuirait à l'âge mûr, aux vieillards qui se trouvent mieux des veilles modérées.

Le bal est en quelque sorte un mal inévitable ; les jeunes gens se recherchent, et que faire dans un salon ? Des personnes graves n'admettent pas que l'on quitte sa famille, que l'on fasse un voyage pour danser, quand le traitement se fait mieux au repos.... Sans établir aucune règle, faisons la part de l'âge, des goûts, des occasions ; mais il faut éloigner les jeunes gens qui ne peuvent sans danger respirer un air impur et chaud, ceux qui toussent, qui sont oppressés, qui s'agitent la nuit, qu'on voit pâlir quand ils entrent dans une salle de réunion. Je me souviens d'une malade qui figurait dans tous les quadrilles ; je l'ai vue rougir son mouchoir, boire un verre d'eau froide sans quitter la partie et se remettre en mouvement. La même année, une jeune fille, en quittant le bal, avait des palpitations qui l'agitaient jusqu'au matin, en laissant une extrême pâleur ; je la contrariai beaucoup en la priant, avec sa mère, de danser un peu moins, mais sans rien obtenir... Ai-je besoin de dire comment ces deux malades ont fini ?

Évitez le touriste vigoureux qui voyage pour tuer le temps ; il est toujours en route, et veut imposer son régime aux baigneurs, sans égard pour la faiblesse, la fatigue, l'oppression, le traitement... A son avis, on est malade parce qu'on se soigne ; il arrange chaque jour des parties qui l'amusent, qui tentent les convalescents et les épuisent.

Les malades sont oppressés par la conversation, même à voix basse, encore plus après le repas. Je prescris le silence, au moins à l'air, toutes les fois que le larynx est irrité.

Il y a des baigneurs qui semblent affecter de ne pas croire à la vertu des eaux ; ce sont les plus crédules qui ont ce préjugé, les esprits forts qui discutent la médecine et donnent leur confiance au remède vulgaire à la quatrième page des journaux. Demandez-leur comment ils pensent expliquer le goût des animaux pour les eaux sulfurées. On sait bien qu'elles guérissent la pousse des chevaux, et les sceptiques ne voudraient pas invoquer pour cette cure les effets de la distraction. En ce bon vieux temps, disait Paulhot, il y avait place à Aix pour bêtes et pour gens, les chevaux y portaient comme à Cauterets, leurs fourbures, leurs pousses, leurs bronchites.

D'autres malades, imaginant que l'usage des eaux peut être indifférent, mesurent leur confiance au liquide absorbé, au chiffre de leurs bains, à leur température ; il en est qui veulent expédier, j'allais dire escamoter, leur cure en peu de jours, à époque déterminée, ainsi qu'une échéance, une affaire d'intérêt qu'on mènerait plus vite avec un peu d'habileté ; on les voit exagérer les prescriptions, ou bien se libérer dès le matin, en faisant coup sur coup ce qui exige une partie de la journée. Un Anglais, pour finir en huit jours ce qui en demande vingt-cinq au Français, prenait trois bains par jour, en buvant dix verres d'eau ; cet exploit le retint six mois au lit avec des accidents paralytiques.

Les malades gagnent beaucoup en prenant la cure au sérieux ; en général ils boivent mal, se baignent mal, aspirent mal ; il ne savent ni se doucher ni se gargariser ; ils négligent les soins et les détails qui font partie essentielle du traitement, et n'obtiennent pas le bénéfice qu'ils espéraient. Il est injuste d'attendre tout des eaux et de leur demander immédiatement une santé parfaite, sans y prendre aucune peine ; il faut compter un peu sur soi, car la nature ne fait rien sans effort de notre part ; on ne guérit jamais un malade malgré lui.

Le peuple aime la drogue et veut qu'une médication se traduise énergiquement par des effets sensibles, par des crises, des sueurs, des sécrétions, qui doivent rejeter tout ce que les humeurs contiennent de nuisible. Cela peut être vrai lorsque le traitement est conduit avec prudence; en pareille matière, il n'y a qu'un juge compétent.

Les étuves, la douche, le bain chaud, la boisson ne sont jamais indifférents; il est rare qu'une cure soit exempte de crise, l'attention ne préserve pas des accidents, et les personnes les plus sages, dans les affaires de la vie, sans excepter le médecin, sont inhabiles pour leur santé; qu'attendre d'un malade toujours prêt à discuter, à forcer, à changer les prescriptions, à préférer celle de son voisin, à imposer la sienne? Ici le règlement a dépassé le but, qui devait être l'indépendance du baigneur et du médecin. Aujourd'hui, l'emploi des eaux n'est soumis à aucune autorisation, ordonnance ni contrôle. Cette disposition est contraire à l'esprit de la loi, qui punit la délivrance d'un remède actif sans prescription; elle est contraire, puisque la loi reconnaît que les eaux minérales sont des médicaments, elle nuit à un grand nombre de malades, qui regardent les eaux comme un agent inoffensif et salutaire dont ils ne peuvent trop user; je ne parle point de ceux qui en boivent à satiété, *parce qu'il n'en coûte pas plus cher*.

L'État, surveillant à bon droit la pharmacie, devait réglementer les eaux qui peuvent nuire, et le bon sens voulait que nul n'y fût admis sans la direction d'un médecin justifiant de sa capacité par le diplôme. Les personnes instruites ne croient pas inutile de consulter; à celles qui voudraient s'en dispenser, il faut dire qu'elles ne peuvent gagner du temps, ou suivre leurs idées impunément; d'ailleurs, il n'est pas un médecin qui ne donne un conseil gratuit et ne soit volontiers le directeur des pauvres.

L'intervention des praticiens est nécessaire aux eaux, j'entends une intervention libre et sans plus d'entraves que dans les villes, ainsi le veut le règlement. Le malade est absolument incapable de se conduire, et sa guérison dépend beaucoup de la méthode; quand elle manque, il arrive ce que produit la médication que l'on fait en aveugle. Nous pouvons dire avec Sénèque : Nul n'est assez fort pour se tirer tout seul du vice, il est besoin que quelqu'un prête la main et le dégage. L'émancipation du baigneur, dit le docteur Guilland, le fait tomber dans le domaine du gérant, du garçon de bain, du sécheur, de tout le monde; en exemptant de l'ordonnance magistrale, on en inflige vingt d'incompétentes.

La liberté des eaux est dangereuse, mais on sentait, dit-on, partout les entraves du monopole, on se heurtait à l'exigence de l'inspecteur; il a fallu restreindre son action, dans l'intérêt de tous, substituer au privilége l'émulation, le droit commun à l'arbitraire..... Les abus tenant au personnel restent les mêmes, l'inspecteur qui n'est pas toujours libre, qui souvent n'inspecte point, n'a rien perdu, ses confrères n'ont rien gagné, le baigneur seul est libre de se rendre plus malade. Il suffisait de réduire l'inspection à une surveillance effective et bienveillante; on a parlé d'inspecteurs non médecins, ce serait pire; il valait mieux s'en tenir au conseil qui fonctionnait si bien à Aix pour l'honorabilité des médecins, pour la science et pour les malades.

Limite de la cure. — On demande toujours quelle sera la longueur de la cure, et généralement on la porte à vingt et un jours, comme si le nombre avait un sens, un avantage, un rapport avec le mal. Les baigneurs prolongeaient leur séjour quand ils allaient en voiture; ils voudraient aujourd'hui se traiter à grande vitesse et rarement ils se privent de dire : J'aime vingt et un jours ! que la cure soit bien ou mal faite, cela répond à tout, et si la guérison n'arrive pas, c'est toujours la faute des eaux.

Une saison tronquée ne peut avoir qu'une action éphémère, et sans doute on guérirait plus de malades sans le fatal préjugé de vingt et un jours, dont l'origine est, suivant M. Daumas, un singulier exemple d'imitation; autrefois on allait aux eaux avec des idées sérieuses, mais les femmes, forcées pendant quelques jours de s'abstenir du traitement, s'y livraient dans les limites d'un cercle lunaire; de là seraient venues l'habitude et la prétendue obligation des vingt et un jours. Il est vrai que les femmes s'en sont à peu près affranchies, mais les hommes y tiennent; on le voit, ce préjugé qui jouit de la consécration du temps, n'a pas celle de la raison.

Les anciens, qui se rendaient aux Pyrénées, se reposaient deux jours avant de boire; au lieu de s'arrêter brusquement, ils réduisaient peu à peu les prescriptions, et la saison finie, prenaient encore quelque temps de repos avant de partir, nous devrions les imiter.

La longueur d'une saison ne peut être fixée d'avance, non plus que la durée de l'affection, la tolérance des sulfureux, les ressorts de l'économie; on ne voit pas disparaître en quelques jours un mal qui compte des années, et le temps nécessaire à un baigneur serait insuffisant ou trop long pour les autres. Un pulmonique ne prend pas impunément le soufre à large dose; il est d'observation que les sujets bilieux ou calculeux le tolèrent beaucoup moins; cela suffit pour donner aux maladies des reins, du foie, de la vessie, la plus grande attention.

On peut, suivant les cas, prolonger ou ralentir le traitement, le doubler quelquefois, le borner à peu de jours; on le poursuit aussi longtemps que le malade est soulagé; il serait peu médical d'attendre un résultat complet, d'insister quand on éprouve un bien-être sensible, mais stationnaire ou décroissant. J'ai vu des malades satisfaits ou guéris après quinze jours, mais beaucoup d'autres se retirent parce qu'ils ne supportent plus la boisson, l'odeur sulfurée, le régime, l'absence, la nostalgie..... Les mauvaises raisons ne manquent point quand ils veulent s'éloigner. Le traitement n'est limité que par la guérison, le malaise ou la saturation; celle-ci ne saurait être exagérée sans inconvénient; aussitôt qu'elle existe, les baigneurs ont une extrême répugnance pour l'eau, en perdant le sommeil et l'appétit, mais les symptômes de la maladie lui cèdent le terrain, et la lutte ne finit pas avant un mois. On modère, on suspend tout ce qui n'est pas aisément supporté, on l'arrête aussitôt que la médication conduite avec prudence irrite sans profit; la science du médecin consiste à finir au bon moment.

Des malades sont soulagés soit immédiatement, soit après une excitation qui semble protester contre les eaux; c'est un malaise général, avec dégoût, réveil, ou même aggravation du mal. Quelquefois deux ou trois semaines n'ont amené aucun effet sensible, le travail réparateur étant masqué par une irritation momentanée. Un asthmatique a pris jusqu'à six verrées d'eau avec quatre ou cinq heures d'inhalation sans être incommodé, pendant quarante-cinq jours, après lesquels je suspendis la cure. Dans ce même cas, il ne faut point renoncer à la guérison, elle a été satisfaisante chez ce malade.

L'eau d'Allevard est assez énergique pour exiger beaucoup de prudence, et les modifications qu'elle peut amener sont si nombreuses, qu'il faut bien la connaître pour saisir les indications; mieux vaut boire convenablement que de boire beaucoup, et j'espère d'autant plus que la sulfuration se montre douce, prompte, facile, et sans réaction. Le meilleur emploi des eaux consiste donc à les prendre longtemps à faible dose, avec des repos. Plusieurs familles n'ayant pas quitté Allevard durant l'été, je n'ai vu ni traitement mieux fait ni plus complète guérison. Évitons les moyens violents quand un faible suffit.

Vingt-cinq jours bien employés suffisent ordinairement, mais ne concluons pas que la moitié ou le quart de ce temps soulagerait dans la même proportion; en quelques jours on arrive seulement aux effets primitifs de la sulfuration qui peut donner un surcroît de malaise.

Ne promettons jamais un bien-être immédiat, car la médication est soumise à des mécomptes que rien ne fait prévoir; tandis que les sujets faibles sont contraints à procéder avec lenteur, j'ai fait prendre avec succès le même jour un bain, une douche, une étuve, j'ai réussi en donnant deux douches dans la matinée.

Les enfants sont irritables, disposés à l'inflammation, et ne supportent qu'une sulfuration douce et lente, les vieillards n'exigent pas moins de ménagement, s'ils ont une tendance aux congestions vers le cerveau; chez les femmes, il faut surveiller les organes de la reproduction, et s'attacher à ne pas troubler les fonctions périodiques.

Quand la fatigue arrive, un repos de quelques jours, un voyage, une course un peu longue, sont les meilleurs moyens d'achever la saison, et tout le monde a éprouvé que l'exercice est plus facile et bien mieux supporté vers la fin de la cure qu'au début. La fièvre de sulfuration est annoncée par les signes suivants: agitation, pouls fréquent, chaleur à la peau, fièvre, céphalalgie, trouble des sens, plénitude générale et goût de soufre, éruptions, lassitude, tremblement, sueur, insomnie, rêvasseries, inappétence, gonflement du ventre, éructation, pesanteurs, pénibles digestions, selles noires fétides.

Le malade ne peut juger du résultat définitif par l'impression qu'il éprouve au départ, l'excitation sulfureuse est alors au maximum, elle est marquée chez les enfants par une pétulance étrangère à leur habitude, ou excessive; par une irritabilité qui n'épargne pas toujours les personnes raisonnables; aussitôt que la médication est suspendue, on arrive au bien être, on jouit du bénéfice de la cure, il n'y a plus d'excitation. Quelques baigneurs attendront le soulagement un ou deux mois, il est rare qu'on ne recueille pas immédiatement un bénéfice de la cure quand on veut en prendre la peine.

On devrait éviter de voyager quand on quitte les eaux sulfurées, parce que l'économie subit encore longtemps leur influence. Pendant un mois, une médaille appliquée sur la peau sera noircie par l'hydrogène sulfuré. Il importe que les modifications opérés s'épuisent lentement et sans interruption ; nous blâmons le baigneur qui se met en campagne et profite de son élan pour entreprendre des ascensions et des voyages qu'on ne fait pas sans précaution dans l'état de santé ; mais ce n'est pas seulement la fatigue que je crains, c'est encore plus le froid qui compromet la cure en supprimant tout à coup la sueur et l'activité concentrée vers la peau. Outre les accidents dont nous sommes témoins chaque année, le malade éprouvera chez lui, du malaise et des douleurs qu'on attibue à l'eau. Je me souviens de deux baigneurs qui allèrent contre mon gré à la Grande-Chartreuse; l'un d'eux mourut en route et l'autre fut gravement indisposé. Ce voyage est sans péril avant la cure.

Le bain de mer, après la cure sulfureuse, est une mode inconséquente, désastreuse, occasionnant beaucoup de maladies; il est fâcheux qu'elle soit patronnée par des médecins recommandables qui n'en voient pas le mauvais côté. La sulfuration excite vers la peau un travail qui doit être respecté comme une crise favorable, tandis que le bain produit un mouvement inverse, une perturbation qui retentit sur l'organe faible. Beaucoup de pulmoniques font remonter l'explosion de leurs maux au bain de mer ou de rivière. Il a suffi d'une suppression, d'un mouvement fébrile, et nous savons par qu'elle température on est forcé de se baigner sur les plages de l'Ouest. Nous insistons sur ce point qui nous est signalé par M. Afre de Biarritz. Il a souvent à lutter avec des malades qui se baignent malgré lui et s'en repentent quand ils ont la fièvre, la pneumonie ou la diarrhée. Or, ce qu'il veut éviter dans le golfe de Gascogne est bien plus dangereux sur les rives de l'ouest. Le docteur Barthélemy, qui prenait à Toulon des bains de mer en novembre 1859, y trouvait les 13 degrés qu'il avait eus dans la Manche au mois d'août.

On prétend retirer un avantage de la vague et de la houle, qui porte et soutient mollement... c'est bon pour un nageur, mais ce sera toujours un redoutable jeu pour les convalescents, d'ailleurs la houle est plus abordable et serait plus salutaire dans une mer plus chaude, avec le calme nécessaire aux affections de la poitrine. La vague est soulevée par le mauvais temps, et le froid devient toujours l'occasion des pulmonies. D'ailleurs, que font les vagues au baigneur qui reçoit le bain d'immersion, à tous ceux qui ne passent dans l'eau que deux ou trois minutes? Le choc des lames produit un ébranlement pénible et dangereux pour les maladies abdominales, etc. Je préfère la plage de Biarritz qui réunit sous un ciel pur, la marée, le sable et la vague, la chaleur, l'eau limpide, car la propreté ne peut être un luxe inutile aux personnes qui se baignent.

Le bain de mer est salutaire dans les états où la faiblesse, le manque d'air, les passions tristes, les pertes, l'épuisement, le lymphatisme, la mollesse ont une grande part ; en un mot, pour les gens du monde qui s'étiolent dans les villes : il fortifie promptement les sujets qui réclament la médication iodurée saline. Emménagogue au point de ne pas être indifférent pour une femme, sa puissance est incontestée, mais il n'est point un remède banal et ne possède aucune action déterminée ; aisément il dépasse le but, et nuit toutes les fois que la réaction est difficile ou trop marquée, encore plus quand il y a disposition tuberculeuse ; entre les deux écueils il n'est point facile de rester dans un juste milieu.

Le bain de mer, utile aux enfants qui manquent de ton, est défendu à ceux qui toussent, qui ont la fièvre, qui seraient disposés aux congestions, il fortifie l'organisme qui les supporte, mais il produit ordinairement sur les respirateurs un orage, une poussée que la réaction ne calme pas toujours. C'est souvent un quitte ou double qu'il ne faut point tenter sans une indication bien positive.

La thérapeutique maritime est un moyen dont nous sommes loin de calculer l'application et la portée, avec lequel on est toujours bien près de l'abus. En été, je veux dire quand il fait chaud, admettons que tout se passe bien : on se baigne, on s'habille, on s'amuse, on fait toilette ; mais la population qui se fait voir sur la plage au mois d'août est moins brillante au milieu de l'hiver; c'est toujours aux catarrheux que je fais allusion. Les bains froids ne s'appliquent pas utilement aux maladies qui réclament les sulfureux; eau thermale et bain de mer sont opposés par un antagonisme radical ; mieux vaut s'en abstenir que de les prendre tous les deux.

Ce n'est pas tout, dans plusieurs stations recherchées, l'eau de mer n'est-elle pas quelquefois altérée au plus fort de l'été par les alluvions d'un fleuve traversant les grandes cités, comme à Venise? Alluvions des égouts qui ne sont guère propres à l'usage des bains? Un fleuve à son embouchure est souvent limoneux ; avant de se mêler à l'Océan, il trace un sillon d'eau trouble, impure, chargée de détritus et ne fournissant point à l'analyse, les éléments qu'on trouve au large. N'est-ce pas une cause des fièvres qui reviennent, chaque année, sur les côtes où l'eau fluviale rencontre celle de la mer ? On ne se méfie pas assez de la spéculation et des capitaux qui font la mode ; c'est dieu Plutus qui règne en souverain sur les grèves, sur la presse et la bourse.

Ces bains ne semblent pas toujours une invention hygiénique ; je connais un homme intelligent qui prend ses bains d'eau douce à Trouville où la plage est tapissée d'un sable doux et fin, il est vrai qu'il se baigne à Paris dans l'eau salée.

Honorons l'initiative qui a fondé sur les rives de Berck un hôpital pour les enfants scrofuleux; c'est demander à l'eau de mer son véritable effet.

Peut on prendre des bains après la cure ? Un malade ne doit point se baigner à l'eau froide pendant qu'il est soumis à la sulfuration; mais le bain tiède, que l'on prend quelquefois au milieu de la saison, est permis en tout temps.

Si l'on fait dans le même été un traitement sulfureux et hydrothérapie, on doit laisser, entre les deux, un intervalle de vingt jours au moins. Celle-ci ne peut être assimilée au bain de mer, elle n'emploie que l'eau pure, jamais à l'air et toujours avec surveillance du médecin. Toutefois, il importe de commencer par l'hydrothérapie: son effet sur les téguments ne sera pas contrarié par celui des sulfureux.

Voici, pour nous, une question importante : la direction d'un malade soumis au régime des eaux. Le respect des choses établies est un devoir facile qui n'importe pas moins à la considération professionnelle qu'au baigneur; le médecin des eaux ne peut, sans témérité, substituer son opinion à celle du médecin traitant; i doit d'abord accepter la prescription, s'y attacher sans songer à voir le résultat du traitement, dont les effets arriveront plus tard. Un malade lui est confié comme un dépôt, il l'assiste de tout son pouvoir et sa mission finit à l'issue du traitement, au départ du baigneur. Cependant, il lui appartient de surveiller l'action des eaux, de la régler, avec la pensée de remplir l'indication utilement. D'autre part, le médecin qui livre à son client une note détaillée, jour par jour, l'expose à des contradictions, des embarras, des incertitudes qui tournent rarement à son profit. Est-il possible de donner à distance une bonne direction, de prévoir les changements nécessités par la saison, les accidents, l'effet de l'eau? Une lettre d'introduction qui témoigne plus d'intérêt accorde mieux les convenances; le sujet en vaut bien la peine.

Il est un autre écueil plus difficile à éviter : des baigneurs attribuant au médecin de circonstance, le bien-être qu'il obtient, sollicite des conseils répondant à toutes les situations. Il n'est point facile d'éluder la requête, et l'on y perd beaucoup de temps; n'écrivez rien si c'est possible, et renvoyez toujours le malade à son médecin, en prescrivant de ne rien faire sans le consulter.

TABLE DES MATIÈRES

A. Parent, imprimeur de la Faculté de Médecine, rue M.-le-Prince, 31.

www.ingramcontent.com/pod-product-compliance
Ingram Content Group UK Ltd.
Pitfield, Milton Keynes, MK11 3LW, UK
UKHW020246250726
13967UKWH00004B/1531